U0307541

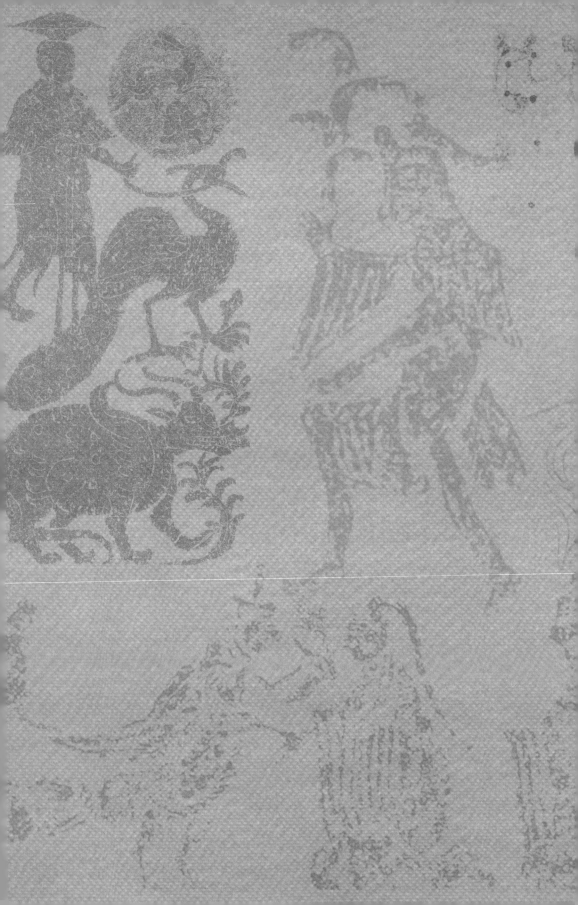

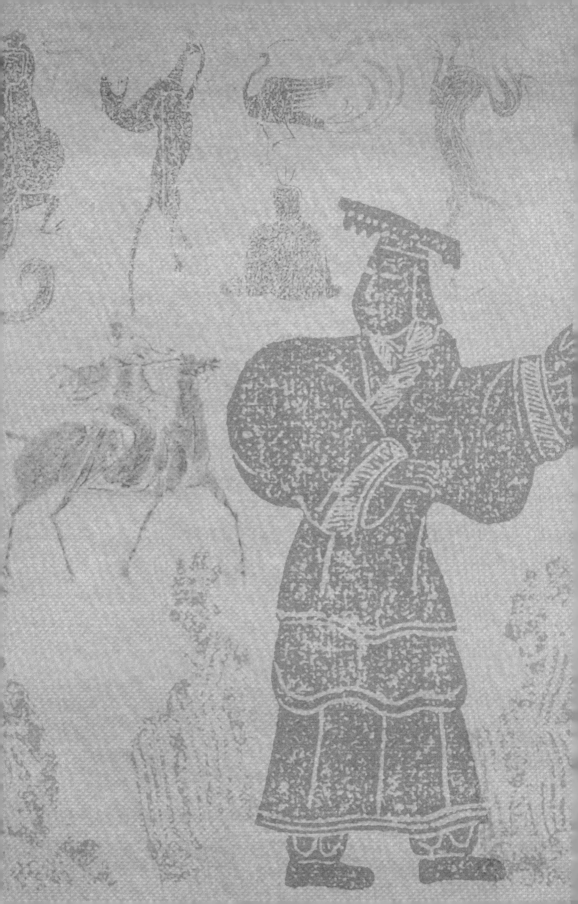

中国古医籍整理丛书

证治准绳·眼科

明·王肯堂　编撰

陈丽平　校注

中国中医药出版社

·北　京·

图书在版编目（CIP）数据

证治准绳·眼科/（明）王肯堂编撰；陈丽平校注. —北京：
中国中医药出版社，2018.3
（中国古医籍整理丛书）
ISBN 978 - 7 - 5132 - 3693 - 5

I. ①证… Ⅱ. ①王… ②陈… Ⅲ. ①中国医药学 - 中国 - 明代
②中医五官科学 - 眼科学 - 中国 - 明代 Ⅳ. ①R2 - 52 ②R276.7

中国版本图书馆 CIP 数据核字（2016）第 249235 号

中 国 中 医 药 出 版 社 出 版
北京市朝阳区北三环东路 28 号易亨大厦 16 层
邮政编码 100013
传真 010 64405750
廊坊市三友印务装订有限公司印刷
各地新华书店经销
*
开本 710×1000 1/16 印张 21.25 字数 176 千字
2018 年 3 月第 1 版 2018 年 3 月第 1 次印刷
书 号 ISBN 978 - 7 - 5132 - 3693 - 5
*
定价 76.00 元
网址 www.cptcm.com

如有印装质量问题请与本社出版部调换
版权专有 侵权必究
社长热线 010 64405720
购书热线 010 64065415 010 64065413
微信服务号 zgzyycbs
书店网址 csln.net/qksd/
官方微博 http：//e.weibo.com/cptcm
淘宝天猫网址 http：//zgzyycbs.tmall.com

项目专家组

顾　问　马继兴　张灿玾　李经纬

组　长　余瀛鳌

成　员　李致忠　钱超尘　段逸山　严世芸　鲁兆麟
　　　　　郑金生　林端宜　欧阳兵　高文柱　柳长华
　　　　　王振国　王旭东　崔　蒙　严季澜　黄龙祥
　　　　　陈勇毅　张志清

项目办公室（组织工作委员会办公室）

主　任　王振国　王思成

副主任　王振宇　刘群峰　陈榕虎　杨振宁　朱毓梅
　　　　　刘更生　华中健

成　员　陈丽娜　邱　岳　王　庆　王　鹏　王春燕
　　　　　郭瑞华　宋咏梅　周　扬　范　磊　张永泰
　　　　　罗海鹰　王　爽　王　捷　贺晓路　熊智波

秘　书　张丰聪

前　言

　　中医药古籍是传承中华优秀文化的重要载体，也是中医学传承数千年的知识宝库，凝聚着中华民族特有的精神价值、思维方法、生命理论和医疗经验，不仅对于传承中医学术具有重要的历史价值，更是现代中医药科技创新和学术进步的源头和根基。保护和利用好中医药古籍，是弘扬中国优秀传统文化、传承中医学术的必由之路，事关中医药事业发展全局。

　　1949年以来，在政府的大力支持和推动下，开展了系统的中医药古籍整理研究。1958年，国务院科学规划委员会古籍整理出版规划小组在北京成立，负责指导全国的古籍整理出版工作。1982年，国务院古籍整理出版规划小组召开全国古籍整理出版规划会议，制定了《古籍整理出版规划（1982—1990）》，卫生部先后下达了两批200余种中医古籍整理任务，掀起了中医古籍整理研究的新高潮，对中医文化与学术的弘扬、传承和发展，发挥了极其重要的作用，产生了不可估量的深远影响。

　　2007年《国务院办公厅关于进一步加强古籍保护工作的意见》明确提出进一步加强古籍整理、出版和研究利用，以及

"保护为主、抢救第一、合理利用、加强管理"的方针。2009年《国务院关于扶持和促进中医药事业发展的若干意见》指出，要"开展中医药古籍普查登记，建立综合信息数据库和珍贵古籍名录，加强整理、出版、研究和利用"。《中医药创新发展规划纲要（2006—2020)》强调继承与创新并重，推动中医药传承与创新发展。

2003～2010年，国家财政多次立项支持中国中医科学院开展针对性中医药古籍抢救保护工作，在中国中医科学院图书馆设立全国唯一的行业古籍保护中心，影印抢救濒危珍本、孤本中医古籍1640余种；整理发布《中国中医古籍总目》；遴选351种孤本收入《中医古籍孤本大全》影印出版；开展了海外中医古籍目录调研和孤本回归工作，收集了11个国家和2个地区137个图书馆的240余种书目，基本摸清流失海外的中医古籍现状，确定国内失传的中医药古籍共有220种，复制出版海外所藏中医药古籍133种。2010年，国家财政部、国家中医药管理局设立"中医药古籍保护与利用能力建设项目"，资助整理400余种中医药古籍，并着眼于加强中医药古籍保护和研究机构建设，培养中医古籍整理研究的后备人才，全面提高中医药古籍保护与利用能力。

在此，国家中医药管理局成立了中医药古籍保护和利用专家组和项目办公室，专家组负责项目指导、咨询、质量把关，项目办公室负责实施过程的统筹协调。专家组成员对古籍整理研究具有丰富的经验，有的专家从事古籍整理研究长达70余年，深知中医药古籍整理研究的重要性、艰巨性与复杂性，履行职责认真务实。专家组从书目确定、版本选择、点校、注释等各方面，为项目实施提供了强有力的专业指导。老一辈专家的学术水平和智慧，是项目成功的重要保证。项目承担单位山东中医药大学、南京中医药大学、上海中医药大学、福建中医药大学、浙江省中医药研究院、陕西省中医药研究院、河南省中医药研究院、辽宁中医药大学、成都中医药大学及所在省市中医药管理部门精心组织，充分发挥区域间互补协作的优势，并得到承担项目出版工作的中国中医药出版社大力配合，全面推进中医药古籍保护与利用网络体系的构建和人才队伍建设，使一批有志于中医学术传承与古籍整理工作的人才凝聚在一起，研究队伍日益壮大，研究水平不断提高。

本着"抢救、保护、发掘、利用"的理念，该项目重点选择近60年未曾出版的重要古医籍，综合考虑所选古籍的保护价值、学术价值和实用价值。400余种中医药古籍涵盖了医经、基础理论、诊法、伤寒金匮、温病、本草、方书、内科、外科、女科、儿科、伤科、眼科、咽喉口齿、针灸推拿、养生、医案医话医论、医史、临证综合等门类，跨越唐、宋、金元、明以迄清末。全部古籍均按照项目办公室组织完成的行业标准《中医古籍整理规范》及《中医药古籍整理细则》进行整理校注，绝大多数中医药古籍是第一次校注出版，一批孤本、稿本、抄本更是首次整理面世。对一些重要学术问题的研究成果，则集中收录于各书的"校注说明"或"校注后记"中。

"既出书又出人"是本项目追求的目标。近年来，中医药古籍整理工作形势严峻，老一辈逐渐退出，新一代普遍存在整理研究古籍的经验不足、专业思想不坚定等问题，使中医古籍整理面临人才流失严重、青黄不接的局面。通过本项目实施，搭建平台，完善机制，培养队伍，提升能力，经过近5年的建设，锻炼了一批优秀人才，老中青三代齐聚一堂，有效地稳定了研究队伍，为中医药古籍整理工作的开展和中医文化与学术的传承提供必备的知识和人才储备。

本项目的实施与《中国古医籍整理丛书》的出版，对于加强中医药古籍文献研究队伍建设、建立古籍研究平台，提高古籍整理水平均具有积极的推动作用，对弘扬我国优秀传统文化，推进中医药继承创新，进一步发挥中医药服务民众的养生保健与防病治病作用将产生深远影响。

第九届、第十届全国人大常委会副委员长许嘉璐先生，国家卫生计生委副主任、国家中医药管理局局长、中华中医药学会会长王国强先生，我国著名医史文献专家、中国中医科学院马继兴先生在百忙之中为丛书作序，我们深表敬意和感谢。

由于参与校注整理工作的人员较多，水平不一，诸多方面尚未臻完善，希望专家、读者不吝赐教。

国家中医药管理局中医药古籍保护与利用能力建设项目办公室

二〇一四年十二月

许 序

"中医"之名立，迄今不逾百年，所以冠以"中"字者，以别于"洋"与"西"也。慎思之，明辨之，斯名之出，无奈耳，或亦时人不甘泯没而特标其犹在之举也。

前此，祖传医术（今世方称为"学"）绵延数千载，救民无数；华夏屡遭时疫，皆仰之以度困厄。中华民族之未如印第安遭染殖民者所携疾病而族灭者，中医之功也。

医兴则国兴，国强则医强。百年运衰，岂但国土肢解，五千年文明亦不得全，非遭泯灭，即蒙冤扭曲。西方医学以其捷便速效，始则为传教之利器，继则以"科学"之冕畅行于中华。中医虽为内外所夹击，斥之为蒙昧，为伪医，然四亿同胞衣食不保，得获西医之益者甚寡，中医犹为人民之所赖。虽然，中国医学日益陵替，乃不可免，势使之然也。呜呼！覆巢之下安有完卵？

嗣后，国家新生，中医旋即得以重振，与西医并举，探寻结合之路。今也，中华诸多文化，自民俗、礼仪、工艺、戏曲、历史、文学，以至伦理、信仰，皆渐复起，中国医学之兴乃属必然。

迄今中医犹为国家医疗系统之辅，城市尤甚。何哉？盖一则西医赖声、光、电技术而于20世纪发展极速，中医则难见其进。二则国人惊羡西医之"立竿见影"，遂以为其事事胜于中医。然西医已自觉将入绝境：其若干医法正负效应相若，甚或负远逾于正；研究医理者，渐知人乃一整体，心、身非如中世纪所认定为二对立物，且人体亦非宇宙之中心，仅为其一小单位，与宇宙万象万物息息相关。认识至此，其已向中国医学之理念"靠拢"矣，虽彼未必知中国医学何如也。唯其不知中国医理何如，纯由其实践而有所悟，益以证中国之认识人体不为伪，亦不为玄虚。然国人知此趋向者，几人？

国医欲再现宋明清高峰，成国中主流医学，则一须继承，一须创新。继承则必深研原典，激清汰浊，复吸纳西医及我藏、蒙、维、回、苗、彝诸民族医术之精华；创新之道，在于今之科技，既用其器，亦参照其道，反思己之医理，审问之，笃行之，深化之，普及之，于普及中认知人体及环境古今之异，以建成当代国医理论。欲达于斯境，或需百年欤？予恐西医既已醒悟，若加力吸收中医精粹，促中医西医深度结合，形成21世纪之新医学，届时"制高点"将在何方？国人于此转折之机，能不忧虑而奋力乎？

予所谓深研之原典，非指一二习见之书、千古权威之作；就医界整体言之，所传所承自应为医籍之全部。盖后世名医所著，乃其秉诸前人所述，总结终生行医用药经验所得，自当已成今世、后世之要籍。

盛世修典，信然。盖典籍得修，方可言传言承。虽前此50余载已启医籍整理、出版之役，惜旋即中辍。阅20载再兴整理、出版之潮，世所罕见之要籍千余部陆续问世，洋洋大观。

今复有"中医药古籍保护与利用能力建设"之工程，集九省市专家，历经五载，董理出版自唐迄清医籍，都400余种，凡中医之基础医理、伤寒、温病及各科诊治、医案医话、推拿本草，俱涵盖之。

噫！璐既知此，能不胜其悦乎？汇集刻印医籍，自古有之，然孰与今世之盛且精也！自今而后，中国医家及患者，得览斯典，当于前人益敬而畏之矣。中华民族之屡经灾难而益蕃，乃至未来之永续，端赖之也，自今以往岂可不后出转精乎？典籍既蜂出矣，余则有望于来者。

谨序。

第九届、十届全国人大常委会副委员长

许嘉璐

二〇一四年冬

王 序

中医学是中华民族在长期生产生活实践中,在与疾病作斗争中逐步形成并不断丰富发展的医学科学,是中国古代科学的瑰宝,为中华民族的繁衍昌盛作出了巨大贡献,对世界文明进步产生了积极影响。时至今日,中医学作为我国医学的特色和重要医药卫生资源,与西医学相互补充、相互促进、协调发展,共同担负着维护和促进人民健康的任务,已成为我国医药卫生事业的重要特征和显著优势。

中医药古籍在存世的中华古籍中占有相当重要的比重,不仅是中医学术传承数千年最为重要的知识载体,也是中医为中华民族繁衍昌盛发挥重要作用的历史见证。中医药典籍不仅承载着中医的学术经验,而且蕴含着中华民族优秀的思想文化,凝聚着中华民族的聪明智慧,是祖先留给我们的宝贵物质财富和精神财富。加强对中医药古籍的保护与利用,既是中医学发展的需要,也是传承中华文化的迫切要求,更是历史赋予我们的责任。

2010年,国家中医药管理局启动了中医药古籍保护与利用能力建设项目。这既是传承中医药的重要工程，也是弘扬优秀民族文化的重要举措，不仅能够全面推进中医药的有效继承和创新发展，为维护人民健康做出贡献，也能够彰显中华民族的璀璨文化，为实现中华民族伟大复兴的中国梦作出贡献。

相信这项工作一定能造福当今，嘉惠后世，福泽绵长。

国家卫生和计划生育委员会副主任

国家中医药管理局局长

中华中医药学会会长

王国强

二〇一四年十二月

马 序

新中国成立以来，党和国家高度重视中医药事业发展，重视古籍的保护、整理和研究工作。自1958年始，国务院先后成立了三届古籍整理出版规划小组，分别由齐燕铭、李一氓、匡亚明担任组长，主持制订了《整理和出版古籍十年规划（1962—1972）》《古籍整理出版规划（1982—1990）》《中国古籍整理出版十年规划和"八五"计划（1991—2000）》等，而第三次规划中医药古籍整理即纳入其中。1982年9月，卫生部下发《1982—1990年中医古籍整理出版规划》，1983年1月，中医古籍整理出版办公室正式成立，保证了中医古籍整理出版规划的实施。2002年2月，《国家古籍整理出版"十五"（2001—2005）重点规划》经新闻出版署和全国古籍整理出版规划领导小组批准，颁布实施。其后，又陆续制定了国家古籍整理出版"十一五"和"十二五"重点规划。国家财政多次立项支持中国中医科学院开展针对性中医药古籍抢救保护工作，文化部在中国中医科学院图书馆专门设立全国唯一的行业古籍保护中心，国家先后投入中医药古籍保护专项经费超过3000万元，影印抢救濒危珍、善、孤本中医古籍 1640 余种，开展了海外中医古籍目录调研和孤本回归工作。2010 年，国家财政部、国家中医药管理局安排国家公共卫生专项资金，设立了"中医药古籍保护与利用能力建设项目"，这是继 1982~1986 年第一批、第二批重要中医药古籍整理之后的又一次大规模古籍整理工程，重点整理新中国成立后未曾出版的重要古籍，目标是形成并普及规范的通行本、传世本。

为保证项目的顺利实施，项目组特别成立了专家组，承担咨询和技术指导，以及古籍出版之前的审定工作。专家组中的许多成员虽逾古稀之年，但老骥伏枥，孜孜不倦，不仅对项目进行宏观指导和质量把关，更重要的是通过古籍整理，以老带新，言传身教，培养一批中医药古籍整理研究的后备人才，促进了中医药古籍保护和研究机构建设，全面提升了我国中医药古籍保护与利用能力。

作为项目组顾问之一，我深感中医药古籍保护、抢救与整理工作的重要性和紧迫性，也深知传承中医药古籍整理经验任重而道远。令人欣慰的是，在项目实施过程中，我看到了老中青三代的紧密衔接，看到了大家的坚持和努力，看到了年轻一代的成长。相信中医药古籍整理工作的将来会越来越好，中医药学的发展会越来越好。

欣喜之余，以是为序。

中国中医科学院研究员

马继兴

二〇一四年十二月

校注说明

《证治准绳》为明代名医王肯堂编撰。王肯堂（1549—1613），字宇泰，号损庵，自号念西居士，坛（现江苏省金坛市）人。出身官宦世家，幼年敏慧，刻苦攻读儒、理、医学典籍，亦儒亦医，年十八时即有医名，万历十七年己丑（1589）中进士，选庶吉士，又授翰林院检讨，后因请命海上（杨子江口）练兵以抗击倭寇，遭贬降调职，万历二十年壬辰（1592）称病归里，专事业医，以医术闻名。著有《证治准绳》《郁冈斋笔麈》《医论》《医镜》《医辨》《灵兰要览》《医学穷源集》诸书。其中《证治准绳》共44卷，分杂病、类方、伤寒、外、儿、妇等六科，采摭丰富，条理分明，论述精详，治法详备，选方切于实用，有"博而不杂，详而有要"之特点，为后世推崇。其眼科内容分载于《杂病证治准绳·目》和《杂病证治类方·目》中，在眼科病证方面积累了极其丰富的经验。虽非眼科专著，但书中所述的眼病病种之广泛、描述眼部症状之详尽、判断预后转归之准确、拟定治法之恰当，在眼科文献中具有特别重要的价值和突出的学术地位，对其后大多眼科著作有较大影响，如《审视瑶函》及《张氏医通》的眼目部分，均以该书为蓝本编辑而成。故将《证治准绳》中有关眼科的内容集中校注出版。

一、版本流传

《证治准绳》印成面世后，受到当时医家的崇尚，辗转翻印多次。通过查阅《中国中医古籍总目》及实地考察，现保存基本完好的版本共有 13 种，为此次点校注释研究工作的顺利进行提供了有利条件：

1. 明万历三十年壬寅（1602）初刻本。

2. 日本宽文十年庚戌（1670）铜驼书林刻本。

3. 清康熙十四年己卯（1675）金坛虞氏刻本。

4. 清康熙三十八年己卯（1699）金坛虞氏修补刻本。

5. 清乾隆十四年己巳（1749）带月楼刻本。

6. 清乾隆五十八年癸丑（1793）修敬堂金氏藏本。

7. 清光绪十八年壬辰（1892）广州石经堂校本。

8. 清光绪十八年壬辰（1892）上海图书集成印书局铅印本。

9. 清光绪二十五己亥（1899）西蜀善成堂刻本。

10. 清嘉兴九思堂刻本。

11. 清旧学山房刻本。

12. 1912、1914、1925、1928 年上海鸿宝斋石印本。

13. 1935 年上海扫叶山房石印本。

二、底本与校本

藏于中国中医科学院图书馆的明刻本，刊印于万历三十年壬寅（1602），为存世众多版本中最早者，且保存较好，为善本图书，故作为此次点校用的底本；藏于南通大学医学院图书馆的清乾隆五十八年癸丑（1793）修敬堂金氏藏本（简称"修敬堂本"），为苏州程永培校勘本，基本校订了初刻本存在的不少脱衍倒讹，选为主校本；藏于中国中医科学院图书馆的清光绪十八年壬辰（1892）上海图书集成印书局铅印本（简称"集成本"），对修敬堂本的少数差错有所订正，故作为主要参校本；其余不同版本，则作为普通参校本。

本书引用古籍较多，如《素问》《灵枢》《伤寒论》《金匮要略》《诸病源候论》《千金方》《素问病机气宜保命集》《儒门事亲》《兰室秘藏》《脾胃论》《医学纲目》《原机启微》《本草纲目》等，选用以上文献通行版本进行他校。

三、校注方法

本次整理校勘，主要采用对校和本校，参用他校，谨慎使用理校。校注方法如下：

1. 采用现代标点方法，对原书进行标点。

2. 原书中繁体字改为规范简体字。

3. 凡原书中因写刻致误的明显错别字，以及日曰混淆、已巳舛误之类，予以径改，不出校。

4. 原书中的异体字、俗写字、古字，如"槩"与"概"，"胷"与"胸"，"艸"与"草"等，以规范简化字律齐，不出注；通假字，一律保留，征引书证说明通假关系。

5. 原书中的小字夹注用小字另体。

6. 原书中独立成段方药中药物药名后的炮制、用量等，用小字另体。

7. 原书中的误文，有对校、本校或他校资料可据者，据对校、本校或他校资料改，无对校、本校或他校资料可据者，据文义改，并出校记。

8. 书中引文均与有关书籍进行他校，但因作者引书每多剪裁，虽与他校本文句有所出入，但只要不失其原义均不改动，亦不出校，如与原书不同且有损文义者，则据原书改正并出校说明。

9. 原书中有少数生僻字及多义字和费解的名词、术语等，分别出校，并加注汉语拼音与简明的训释。

10. 因改竖排为横排，凡"右方""右药"的"右"字，均改作"上"，不出校，但行文中的"左""右"予以保留。

11. 对原书目录进行整理，使目录与正文标题一致。目录与正文不一致时，正文正确而目录错漏，据正文订正目录；如目录正确而正文错漏，则据目录订正正文并出校。

目 录

杂病证治类方
目

杂病证治准绳

七窍门上

目

经云：瞳子黑眼法于阴，白眼赤脉法于阳。故阴阳合转而精明。此则眼具阴阳也。又曰：五脏六腑之精气，皆上注于目而为之精。精之窠为眼，骨之精为瞳子，筋之精为黑眼，血之精为络，其窠气之精为白眼，肌肉之精为约束，裹撷筋骨气血之精，而与脉并为系，上属于脑，后出于项中。此则眼具五脏六腑也。后世五轮八廓之说，盖本诸此。

脏腑主目有二。一曰肝。经云：东方青色，入通于肝，开窍于目，藏精于肝。又云：人卧血归于肝，肝受血而能视。又云：肝气通于目，肝和则目能辨五色矣。二曰心。经云：心合脉，诸脉者，皆属于目是已。至东垣又推之而及于脾，如下文所云。东垣曰：《五脏生成篇》云，诸脉者，皆属于目，目得血而能视。《针经九卷·大惑论》云②，心事烦冗，饮食失节，劳役过度，故脾胃虚弱，心

---

① 七窍门上：原缺，据目录补。

② 针经九卷大惑论云：李东垣《兰室秘藏》卷上《眼耳鼻门·诸脉者皆属于目论》无此八字，下文亦非《大惑论》文，疑衍。

火太盛，则百脉沸腾，血脉逆行，邪害孔窍，天明则日月不明也。夫五脏六腑之精气，皆禀受于脾土而上贯于目。脾者诸阴之首也，目者血气之宗也，故脾虚则五脏之精气皆失所司，不能归明于目矣。心者君火也，主人之神，宜静而安，相火代行其令，相火者包络也，主百脉皆荣于目。既劳役运动，势乃妄行，及因邪气所并而损其血脉，故诸病生焉。凡医者，不理脾胃及养血安神，治标不治本，不明正理也。

阳主散，阳虚则眼楞①急，而为倒睫拳毛。阴主敛，阴虚不敛，则瞳子散大，而为目昏眼花。

《灵枢·颠狂》篇云：目眦外决于面者为锐眦，在内近鼻者为内眦，上为外眦，下为内眦。

《论疾诊尺》篇云：诊目②痛，赤脉从上下者，太阳病；从下上者，阳明病；从外走内者，少阳病。太阳病宜温之散之，阳明病宜下之寒之，少阳病宜和之。

《保命集》③云：眼之为病，在腑则为表，当除风散热。在脏则为里，当养血安神。暴发者为表而易疗，久病者为里而难治。除风散热者，泻青丸主之。养血安神者，定志丸主之，妇人熟地黄丸主之。或有肥体气盛，风热上行，目昏涩，槐子散主之。此由胸中浊气上行也，重则为

---

① 眼楞：即睑缘。
② 目：原作"脉"，据《灵枢·论疾诊尺》改。
③ 保命集：即刘完素《素问病机气宜保命集》。

痰厥，亦能损目，常使胸中气清，自无此病也。又有因目疾服凉药多则损气者，久之眼渐昏弱，乍明乍暗，不能视物，此则失血之验也，熟干地黄丸、宣风散、定志丸相须养之。或有视物不明见黑花者，此之谓肾气弱也，当补肾水，驻景丸是也。或有暴失明者，谓眼居诸阳交之会也，而阴反闭之，此风邪内满，当有不测之病也。

子和①曰：圣人虽言目得血而能视，然血亦有太过不及也。太过则目壅塞而发痛，不及则目耗竭而失明。故年少之人多太过，年老之人多不及，但年少之人则无不及，年老之人，其间犹有太过者，不可不察也。夫目之内眦，太阳经之所起，血多气少；目之锐眦，少阳经也，血少气多；目之上纲②，太阳经也，亦血多气少；目之下纲③，阳明经也，血气俱多。然阳明经起于目两旁交頞④之中，与太阳少阳俱会于目，惟足厥阴经连于目系而已。故血太过者，太阳阳明之实也，血不及者，厥阴之虚也。故出血者，宜太阳阳明，盖此二经血多故也。少阳一经，不宜出血，血少故也。刺太阳阳明出血则目愈明，刺少阳出血则目愈昏。要知无使太过不及，以养血脉而已。凡血之为

---

① 子和：张从正(1156—1228)，字子和，号戴人，宋金时睢州考城（今河南兰考县）人，著有《儒门事亲》。

② 目之上纲：足太阳经筋的分支，统管眼之上部。

③ 目之下纲：足阳明之经筋，统管眼之下部。

④ 頞（è 饿）：鼻梁。

物，太多则溢①，太少则枯。人热则血行疾而多，寒则血行迟而少，此常理也。目者，肝之外候也。肝主目，在五行属木，虽木之为物，太茂则蔽密，太衰则枯瘁矣。夫目之五轮，乃五脏六腑之精华，宗脉之所聚，其白轮②属肺金，肉轮属脾土，赤脉属心火，黑水神光属肾水，兼属肝木，此世俗皆知之矣。及有目疾，则不知病之理。岂知目不因火则不病，何以言之？白轮变赤，火乘肺也。肉轮赤肿，火乘脾也。黑水神光被翳，火乘肝与肾也。赤脉贯目，火自甚也。能治火者，一句可了。故《内经》曰，热胜则肿。凡目暴赤肿起，羞明隐涩③，泪出不止，暴寒目瞒④，皆太热之所为也。治火之法，在药则咸寒，吐之下之，在针则神廷⑤、上星、顶会⑥、前顶、百会血之。翳者可使立退，痛者可使立已，昧者可使立明，肿者可使立消。惟小儿不可刺囟会，为肉分浅薄，恐伤其骨。然小儿水在上火在下，故目明。老人火在上水不足，故目昏。《内经》曰，血实者宜决之。又经曰，虚者补之，实者泻之。如雀目不能夜视，及内障暴怒大忧之所致也，皆肝主目血少禁出血，止宜补肝养肾。至于暴赤肿痛，皆宜以铍

① 溢：原作"滥"，据修敬堂本改。
② 白轮：原作"白人"，据修敬堂本改。
③ 隐涩：指目中似有隐疹颗粒样碜涩不适。
④ 目瞒：目不明。
⑤ 神廷：即神庭。
⑥ 顶会：即囟会。

针刺前五穴出血而已，次调盐油以涂发根，甚者虽至于再至于三可也。量其病势，以平为期。

按此谓目疾出血最急，于初起热痛暴发，或久病郁甚，非三棱针宣泄不可。然年高之人，及久病虚损并气郁者，宜从毫针补泻之则可。故知子和亦大略言耳。于少阳一经，不宜出血，无使太过不及，以养血脉而已，斯意可见。

五轮

金之精腾结①而为气轮，木之精腾结而为风轮，火之精腾结而为血轮，土之精腾结而为肉轮，水之精腾结而为水轮。气轮者目之白睛是也，内应于肺②，西方庚辛申酉之令，肺主气，故曰气轮。金为五行之至坚，故白珠独坚于四轮。肺为华盖，部位至高，主气之升降，少有怫郁，诸病生焉。血随气行，气若怫郁，则火胜而血滞，火胜而血滞则病变不测。火克金，金在木外，故气轮先赤，金克木而后病及风轮也。金色尚白，故白泽者顺也。风轮者白内青睛是也，内应于肝，东方甲乙寅卯厥阴风木，故曰风轮。目窍肝，肝在时为春，春生万物，色满宇宙，惟目能鉴，故属窍于肝也。此轮清脆，内包膏汁，有涵养瞳神之功，其色青，故青莹者顺也。世人多黄浊者，乃湿热之

---

① 腾结：上升聚合。腾，上升，上腾；结，聚合。
② 肺：原作"肿"，据修敬堂本改。

害。唯小儿之色最正，至长食味则泄其气而色亦易矣。血轮者，目两角大小眦是也，内应于心，南方丙丁巳午火，心主血，故曰血轮。夫火在目为神光，火衰则有昏瞑之患，火炎则有焚燥之殃。虽有两心，而无正轮。心，君主也，通于大眦，故大眦赤者实火也，心包络为小心，小心相火也，代君行令，通于小眦，故小眦赤者虚火也，若君主拱默①则相火自然清宁矣。火色赤，唯红活为顺也。肉轮者两睥②是也，中央戊己辰戌丑未之土，脾主肉，故曰肉轮。脾有两叶，运动磨化水谷，外亦两睥，动静相应，开则万用如阳动之发生，闭则万寂如阴静之收敛。土藏万物而主静，故睥合则万有寂然而思睡，此藏纳归静之应也。土为五行之主，故四轮亦为睥所包涵，其色黄，得血而润，故黄泽为顺也。华元化云，目形类丸，瞳神居中而前，如日月之丽东南而晚西北也。内有大络六，谓心肺脾肝肾命门各主其一，中络八，谓胆胃大小肠三焦膀胱各主其一，外有旁支细络莫知其数，皆悬贯于脑，下连脏腑，通畅血气往来以滋于目。故凡病发则有形色丝络显见，而可验内之何脏腑受病也。外有二窍以通其气，内有诸液出而为泪，有神膏、神水、神光、真气、真元、真精，此皆滋目之源液也。神膏者，目内包涵膏液，如破则黑稠水出

---

① 拱默：拱手缄默，谦恭之意。

② 睥（pì 僻）：原义为视，此处引申指眼睑。原作"脾"，据修敬堂本改。

是也，此膏由胆中渗润精汁积而成者，能涵养瞳神，衰则有损。神水者，由三焦而发源，先天真一之气所化，在目之内，虽不可见，然使触物损破，则见黑膏之外有似稠痰者是也，在目之外则目上润泽之水是也。水衰则有火胜燥暴之患，水竭则有目轮大小之疾，耗涩则有昏眇①之危。亏者多盈者少，是以世无全精之目。神光者，谓目自见之精华也，夫神光发于心原于胆，火之用事，神之在人也大矣。在足能行，在手能握，在舌能言，在鼻能嗅，在耳能听，在目能视。神舍心，故发于心焉。真血者，即肝中升运滋目经络之血也。此血非比肌肉间易行之血，因其脉络深高难得，故谓之真也。真气者，盖目之经络中往来生用之气，乃先天真一发生之元阳也，大宜和畅，少有郁滞，诸病生焉。真精者，乃先后天元气所化精汁，起于肾，施于胆，而后及瞳神也。凡此数者，一有所损，目则病矣。大概目②圆而长，外有坚壳数重，中有清脆，内包黑稠神膏一函，膏外则白稠神水，水以滋膏，水外则皆血，血以滋水，膏中一点黑莹是也，胆所聚之精华，唯此一点，烛照鉴视空阔无穷者，是曰水轮。内应于肾，北方壬癸亥子水也。其妙在三，胆汁、肾气、心神也。五轮之中四轮不鉴，唯瞳神乃照物者。风轮则有包③卫涵养之功，风轮有

---

① 眇（miǎo 渺）：泛指眼瞎。
② 目：原作"自"，据修敬堂本改。
③ 包：原作"色"，据修敬堂本改。

损，瞳神不久留矣。或曰瞳神，水也、气也、血也、膏也，曰，非也，非血、非气、非水、非膏，乃先天之气所生，后天之气所成。阴阳之妙用①，水火之精华，血养水，水养膏，膏护瞳神，气为运用，神则维持，喻以日月，理实同之。而午前则小，午后则大，亦随天地阴阳之运用也。大抵目窍于肝，主于肾，用于心，运于肺，藏于脾。有大有小，有圆有长，亦由禀受之异。男子右目不如左目精华，女子左目不如右目光彩②，此各得其阴阳气分之王③也。然聪愚、佞直、柔刚、寿夭，亦能验目而知之。神哉！岂非人身之至宝乎？

八廓

应乎八卦，脉络经纬于脑，贯通脏腑，达血气往来以滋于目。廓如④城郭，然各有行路往来，而匡廓⑤卫御之意也。乾居西北，络通大肠之腑，脏属肺，肺与大肠相为阴阳，上运清纯，下输糟粕⑥，为传送之官，故曰传道廓。坎正北方，络通膀胱之腑，脏属于肾，肾与膀胱相为阴

---

① 用：版蚀，据修敬堂本补。
② 彩：版蚀，据修敬堂本补。
③ 王：通"旺"。《庄子·养生主》："泽雉十步一啄，百步一饮……神虽王，不善也。"
④ 如：版蚀，据修敬堂本补。
⑤ 匡廓：也作"匡郭"，轮廓，边廓。清·俞樾《茶香室丛钞·传真心领》："余观世人画像多从鼻起，丁氏则先画匡廓。"
⑥ 粕：版蚀，据修敬堂本补。

阳，主水之化源，以输津液，故曰津液廓。艮位东北，络①通上焦之腑，脏配命门，命门与上焦相为阴阳，会合诸阴，分输百脉，故曰会阴廓。震正东方，络通胆腑，脏属于肝，肝胆相为阴阳，皆主清净，不受浊秽，故曰清净廓。巽位东南，络通中焦之腑，脏属②肝络，肝与中焦相为阴阳，肝络通血以滋养，中焦分气以化生，故曰养化廓。离正南方，络通小肠之腑，脏属于心，心与小肠相为脏腑，为谓阳受盛之胞，故曰胞阳廓。坤位西南，络通胃之腑，脏属于脾，脾胃相为脏腑，主纳水谷以养生，故曰水谷廓。兑正西方，络通下焦之腑，脏配肾络，肾与下焦相为脏腑，关主阴精化生之源，故曰关泉廓。脏腑相配，《内经》已有定法，而三焦分配肝肾者，此目之精法也。盖目专窍于肝，而主于肾，故有二络之分配③焉。左目属阳，阳道顺行，故廓之经位法象亦以顺行。右目属阴，阴道逆行，故廓之经位法象亦以逆行。察乎二目两眦之分，则昭然可见阴阳顺逆之道矣。

开导说

夫目之有血，为养目之源，充和则发生长养之功全而目不病，亏滞则病生矣。犹物之有水，为生物之泽，时

---

① 络：原作"红"，据修敬堂本改。

② 属：版蚀，据修敬堂本补。

③ 分配：版蚀，据修敬堂本补。

中①则灌溉滋生之得宜而物秀，旱涝则物坏矣，皆一气使之然也。是故天之六气不和，则阴阳偏胜，旱涝承之，水之盈亏不一，物之秀槁不齐，雨旸②失时而为物害也。譬之山崩水涌，滂沛③妄行，不循河道而流，任其所之，不得已而疏塞决堤以泄其溢，使无沦溺昏垫④之患。人之六气不和，水火乖违⑤，淫沴⑥承之，血之旺衰不一，气之升降不齐，营卫失调而为人害也。盖由阴虚火盛，炎炽错乱，不遵经络而来，郁滞不能通畅，不得已而开涩导瘀以泻其余，使无胀溃损珠之患。与战理同，其所有六，谓迎香、内睥、上星、耳际、左右太阳穴也。内睥正队之冲锋也，其功虽迟，渐收而平顺。两太阳击其左右翼也，其功次之。上星穴绝其饷道也。内迎香抵贼之巢穴也，成功虽速，乘险而征。耳际击其游骑耳，道远功卑，智者不取。此实拯危之良术，挫敌之要机，与其闭门捕贼，不若开⑦门逐之为良法也。盖病浅而邪不胜正者，固内治而邪自退矣。倘或六阳炎炽，不若开导通之，纵使其虚，虽有所伤，以药内治之功，而补其所亏，庶免瘀滞至极，而有溃

---

① 时中：合乎时宜，无过与不及。《礼记·中庸》："君子之中庸也，君子而时中。"

② 旸（yáng 杨）：晴天。

③ 滂沛：水势盛大貌。

④ 沦溺昏垫：泛指水灾。沦溺，淹没；昏垫，陷溺。

⑤ 乖违：错乱反常。

⑥ 淫沴：旱涝。

⑦ 开：原作"闭"，据修敬堂本改。

烂枯凸之患。惜乎开导之法，利害存焉，有大功于目而人不知，有隐祸于目而人亦不知，其摧锋挫锐，临大敌而拯祸乱，此其功之大也。耗液伤膏，弱光华而乏滋生，此其祸之隐也。唯能识证之轻重，目之虚实而伐之，无过不及之弊，庶可为医之良者。

点服药说

病有内外，治各不同。内疾已成，外证若无，点之何益？外有红丝赤脉，若初发乃微邪，退后乃余贼，点亦可消，服之犹愈。内病始盛而不内治，只泥外点者，不唯徒点无功，且有激发之患。内病既成，外病已见，必须内外夹攻①，点服并行。奈之何？人有愚拗不同，有喜服而畏点者，有喜点而畏服者，不知内疾既发，非服不除，外疾既成，非点不退。浚其流不若塞其源，伐其枝不若斫②其根，扬汤止沸，不如釜底抽薪，此谓治本也。内病既发，不服而除者，吾未之见也。物污须濯，镜垢须磨，脂膏之釜不经洗涤，乌能清净？此谓治标也。若外障既成，不点而去者，吾亦未之见也。若内障不服而点者，徒激其火，动其气血，反损无益。服而不③点者亦然。外障服而不点，病初发浮嫩不定者，亦退。既已结成者，服虽不发不长，所结不除，当内外夹攻，方尽其妙。

---

① 攻：原作"功"，据九思堂本改。
② 斫（zhuó 灼）：砍、削之意。
③ 不：原脱，据修敬堂本补。

钩割针烙说

钩者，钩起之谓。割，割去也。针非砭针之针，乃针拨瞳神之针。烙即熨烙之烙。此四者，犹斩刈①之刑，剪戮凶顽之法也。要在审鞫②明而详夺③定，然后加刑。先灭巨魁④，次及从恶，则情真罪当，而良善无侵滥之忧，强暴无猖獗之患。在治法，乃开泄郁滞涤除瘀积之术也。要在证候明而部分当，始可施治，先伐标病，后去本病，则气和血宁，而精膏无伤耗之患，轮廓无误损之失。如钩，先须识定何处，皮肉筋脉浮浅，而手力亦随病轻重行之。如针，先须识定内障证候可针，岁月已足，气血宁定者方与之，庶无差谬。针后当照证内治其本，或补或泻，各随其证之所宜。若只治其标，不治其本，则气不定，不久复为害矣。割，如在气血肉三轮者可割。而大眦一块红肉，乃血之英心之华也，若误割之则目盲，因神在而伤者死。有割伤因而惹风，及元虚之人犯燥湿盛者，溃烂为漏为目枯。丸⑤障若掩及风轮之重厚者，虽可割，亦宜轻轻从旁浅浅披起，及诸病如攀睛努肉⑥、鸡冠蚬肉、鱼子石榴、赤脉虬筋、内眦粘轮等证可割。余病及在风轮之浅者，误

① 斩刈（yì义）：斩杀。
② 审鞫（jū居）：审讯。
③ 详夺：审察决定。
④ 巨魁：首领。
⑤ 丸：此处文义不通，疑为形近之误，当作"凡"。
⑥ 努肉：即胬肉。

割之则珠破而目损。烙能治残风溃弦①，疮烂湿热久不愈者，轻则不须烙而治自愈。若红障血分之病割去者，必须用烙定，否则不久复生，在气分之白者，不须烙。凡针烙皆不可犯及乌珠，不惟珠破，亦且甚痛。虽有恶障厚者，钩割亦宜轻轻浅浅披去外边，其内边障底只点药缓伐，久自潜消。若劆②割风毒流毒瘀血等证，当以活法审视，不可拘于一定。针瞳神反背，又与内障之针不同，在心融手巧，轻重得宜，须口传亲见，非笔下之可形容。大抵钩割针烙之治，功效最速，虽有拨乱反正，乃乘险救危，要在心小而胆大，证的而部当，必兼内治，方尽其术。

目　痛

有二，一谓目眦白眼痛，一谓目珠黑眼痛。盖目眦白眼疼属阳，故昼则疼甚，点苦寒药则效，经所谓白眼赤脉法于阳故也。目珠黑眼疼属阴，故夜则疼甚，点苦寒则反剧，经所谓瞳子黑眼法于阴故也。

楼全善③云：夏枯草治目珠疼，至夜则疼甚者神效，或用苦寒药点眼上反疼甚者亦神效。盖目珠者连目本，目本又名目系，属厥阴之经也，夜甚及用苦寒点之反甚者，

---

①　弦：睑缘。弦，原作"眩"，据修敬堂本改。
②　劆（lián 连）：轻刺。
③　楼全善：楼英（1320—1389），一名公爽，字全善。明代浙江萧山人。著有《医学纲目》。

夜与寒亦阴故也。丹溪云，夏枯草有补养厥阴血脉之功，其草三四月开花，遇夏至阴生则枯，盖禀纯阳之气也。故治厥阴目疼如神者，以阳治阴也。予周师目珠疼及连眉棱骨痛，及头半边肿痛，遇夜则作，用黄连膏子点上则反大疼，诸药不效，灸厥阴少阳则疼随止，半月又作，又灸又止者月余，遂以夏枯草二两，香附二两，甘草四钱，同为细末。每服一钱五分，用茶清调服，下咽则疼减大半，至四五日良愈。又一男子年六十岁，亦目珠连眉棱骨痛，夜甚，用苦寒剂点亦甚，与前证皆同，但有白翳二点在黑目及外眦，与翳药皆不效。亦以此药间东垣选奇汤，又加四物黄连煎服，并灸厥阴少阳而安。

倪仲贤①论《七情五贼劳役饥饱之病》云：《阴阳应象大论》曰，天有四时，以生长收藏，以生寒暑燥湿风。寒暑燥湿风之发耶，发而皆宜时，则万物俱生。寒暑燥湿风之发耶，发而皆不宜时，则万物俱死。故曰生于四时，死于四时。又曰，人之五脏，化为五气，以生喜怒忧悲恐。喜怒忧悲恐之发耶，发而皆中节，则九窍俱生。喜怒忧悲恐之发耶，发而皆不中节，则九窍俱死。故曰生于五脏，死于五脏。目，窍之一也，光明视见，纳山川之大，及毫芒之细，悉云霄之高，尽泉沙之深。至于鉴无穷为有穷，而有穷又不能为穷，反而聚之，则乍张乍敛，乍动乍

---

① 倪仲贤：倪维德（14世纪），字仲贤。明初医家。祖籍原为河南开封，迁居江苏吴县（今苏州）。所著《原机启微》，为现存较早的眼科专书。

静，为一泓①一点之微者，岂力为强致而能此乎，是皆生生自然之道也。或因七情内伤，五贼外攘，饥饱不节，劳役异常，足阳明胃之脉，足太阴脾之脉，为戊己二土，生生之源也。七情五贼，总伤二脉，饥饱伤胃，劳役伤脾，戊己既病，则生生自然之体，不能为生生自然之用，故致其病，曰七情五贼劳役饥饱之病。其病红赤睛珠痛，痛如刺刺，应太阳。眼睫无力，常欲垂闭，不敢久视，久视则酸疼。生翳者②成陷下，所陷者，或圆或方，或长或短，或如点，或如缕，或如锥，或如凿。有犯③此者，柴胡复生汤主之，黄连羊肝丸主之。睛痛甚者，当归养荣汤主之，助阳活血汤主之，加减地黄丸主之，决明益阴丸主之，加当归黄连羊肝丸主之，龙脑黄连膏主之。以上数方皆群队升发阳气之药，其中有用黄连黄芩之类者，去五贼也。搐鼻碧云散亦可间用。最忌大黄、芒硝、牵牛、石膏、栀子之剂，犯所忌则病愈剧。

又论《亡血过多之病》曰：《六节藏象论》曰，肝受血而能视④。《宣明五气篇》曰，久视伤血。《气厥论》曰，胆移热于脑，则辛頞鼻渊，传为衄蔑⑤瞑目。《缪刺

---

① 泓：量词，指清水一道或一片。
② 者：原作"皆"，据集成本改。
③ 犯：原作"卬"，据集成本改。
④ 肝受血而能视：出自《素问·五脏生成篇》而非《六节藏象论》。
⑤ 衄蔑（miè 灭）：鼻中出血。

论》曰，冬刺经脉，血气皆脱，令人目不明①。由此推之，目为血所养明矣。手少阴心生血，血荣于目，足厥阴肝开窍于目，肝亦主血，故血亡目病。男子衄血便血，妇人产后崩漏，亡之过多者，皆能病焉。其证睛珠痛，珠痛不能视，羞明隐涩，眼睫无力，眉骨太阳因为酸疼。芎归补血汤②主之，当归养荣汤主之，除风益损汤主之，滋阴地黄丸主之。诸有热者加黄芩，妇人产漏者加阿胶，脾胃不佳，恶心不进食者加生姜。复其血，使得其所养则愈。然要忌咸物。《宣明五气篇》曰，咸走血，血病无多食咸是也。

白眼痛

多有赤脉，视其从上而下者，太阳病也，羌活为使。从下而上者，阳明病也，升麻为使。从外走内者，少阳病也，柴胡为使。太阳病宜温之散之，阳明病宜下之，少阳病宜和之。又恶寒脉浮为有表，宜选奇汤、防风饮子等散之。脉实有力，大腑闭，为有里，宜泻青丸、洗肝散等微利之。亦有不肿不红，但沙涩昏痛者，乃气分隐伏之火，脾肺络有湿热，秋天多有此患，故俗谓之稻芒赤，亦曰白赤眼也。通用桑白皮散、玄参丸、泻肺汤、大黄丸、洗眼青皮汤、朱砂煎。

---

① 冬刺……不明：出自《素问·四时刺逆从论》而非《缪刺论》。

② 芎归补血汤：查《杂病证治类方·目·目痛》，未见芎归补血汤，应为当归补血汤。

天行赤热证

目赤痛，或睥肿头重，怕热羞明，涕泪交流等证，一家之内，一里之中，往往老幼相传者是也。然有虚实轻重不同，亦因人之虚实，时气之轻重何如，各随其所以而分经络以发病，有变为重病者，有变为轻病者，有不治而愈者，不可概言。此一章专为天时流行热邪相感染，而人或素有目疾，及痰火热病，水少元虚者，则尔我传染不一。其丝脉虽多赤乱，不可以为赤丝乱脉证常时如是之比。若感染轻而源清，邪不胜正者，则七日而自愈，盖火数七，故七日火气尽而愈。七日不愈而有二七者，乃再传也。二七不退者，必其犯触及本虚之故，防他变证矣。

暴风客热证

非天行赤热①，尔我感染之比。又非寒热似疟，目痛则病发，病发则目痛之比。乃素养不清，躁急劳苦，客感风热，卒然而发也。虽有肿胀，乃风热夹攻，火在血分之故。治亦易退，非若肿胀如杯等证久积退迟之比。

火胀大头证

目赤痛而头面浮肿，皮肉燥赤也。状若大头伤寒，夏月多有此患。有湿热、风热，湿热多泪而睥烂，风热多胀痛而憎寒。若失治则血滞于内，虽得肿消而目必有变矣。

---

① 热：版蚀，据修敬堂本补。

羞明怕热证

谓明热之处而目痛涩，畏避不能开也。凡病目者，十之六七皆有此患，病源在于心肝脾三经。总而言之，不过一火燥血热。病在阳分，是以见明见热则恶类而涩痛畏避，盖己之精光弱而不能敌彼之光，是以阴黑之所则清爽。怕热无不足之证，羞明有不足之证。若目不赤痛而畏明者，乃不足之证，为血不足，胆汁少而络弱，不能运精华以敌阳光之故。今人皆称为怕日羞明者，俗传音近之误。盖日、热二音类近，习俗呼误已久，不察其理，遂失其正。只以怕热羞明论之，其理灼然可见。夫明字所包已广，何用再申日字，若以日字专主阳光言之，则怕热一证无所归矣。

睑硬睛疼证

不论有障无障，但两睑坚硬而睛疼。头或痛者尤急，乃风热在肝，肝虚血少，不能营运于目络，水无所滋，火反乘虚而入。会痰燥湿热，或头风夹搏，故血滞于睥肉，睛因火击而疼，轻则内生椒疮，重则为肿胀如杯、瘀血灌睛等证。治当傅①退稍软，翻睥开导之吉。若坚硬之甚且渐渐肿起而痛及头脑，虽已退而复来，其胀日高，虽傅治不退不软者，此头风欲成毒也。宜服通肝散、二术散。若有障

---

① 傅：通"敷"。《广雅·释言》："傅，敷也。"清朱骏声《说文通训定声·豫部》："傅，假借为敷。"

膜，用春雪膏点之。

赤痛如邪证

每目痛则头亦痛，寒热交作如疟状。凡病发则目痛，目痛则病发，轻则一年数发，重则一月数发。盖肝肾俱虚之故。热者，内之阴虚火动，邪热也；寒者，荣卫虚，外之腠理不实而觉寒也。若作风寒疟疾，或用峻削之治，则血愈虚而病愈深矣。宜小柴胡合四物汤主之，不效则活血益气汤。

气眼证

才怒气则目疼，宜酒调复元通气散。

痛如针刺证

目珠痛如针刺，病在心经，实火有余之证。若痛蓦然一二处如针刺，目虽不赤，亦是心经流火。别其痛在何部分，以见病将犯其经矣。宜服洗心散，次服还睛散及乳香丸、补肝散。○按此证多有体劳目劳，荣气不上潮于目，而如针刺之痛者，宜养其荣。若降火则殆矣。

热结膀胱证

目病则小便不通利而头疼寒热者方是。若小便清利者，非也。乃热蒸于膀胱，先利清其水，后治其目则愈矣。盖太阳经脉循目络上行巅顶，故头疼，火极则兼水化。又血虚者表疏，故发寒热，热甚则水气闭涩，而神水被蒸乏润，安得不竭。

大小雷头风证

此证不论偏正，但头痛倏疾而来，疼至极而不可忍，身热目痛，便秘结者，曰大雷头风。若痛从小至大，大便先润后燥，小便先清后涩，曰小雷头风。大者害速，小者稍迟。虽有大小之说，而治则同一。若失缓，祸变不测，目必损坏，轻则㿠①凸，重则结毒。宜早为之救，免于祸成而救之不逮。世人每虑此患害速，故疑于方犯②，惑于鬼祟，深泥巫祝而弃医治，遂致祸成，悔无及矣。

左右偏头风证

左边头痛右不痛，曰左偏风。右边头痛左不痛，曰右偏风。世人往往不以为虑，久则左发损左目，右发损右目。有左损反攻右，右损反攻左，而二目俱损者。若外有赤痛泪热等病则外证生，若内有昏眇眩运等病则内证生矣。凡头风痛左害左，痛右害右，此常病易知者。若难知者，左攻右，右攻左，痛从内起止于脑，则攻害也迟，痛从脑起止于内，则攻害也速。若痛从中间发，及眉梁内上星中发者，两目俱害。亦各因其人之触犯感受，左右偏胜，起患不同，迟速轻重不等。然风之害人尤惨，若能保养调护，亦可免患。愚者骄纵不知戒忌，而反触之，以致患成而始悔，良可痛哉。

---

① 㿠（yè 叶）：意为凹陷。
② 方犯：与下文"鬼祟"属同义词，均为鬼怪之意。

阴邪风证

额板骨、眉棱骨痛也。发则多于六阳用事之时。元虚精弱者，则有内证之患。若兼火者，则有外证之病。

阳邪风证

脑后枕骨痛也。多发于六阴用事之月。发则有虚运耳鸣之患，久而不治，内障成矣。

卒脑风证

太阳内如槌似钻一团而痛也。若痛及目珠，珠外有赤脉纵贯及瘀滞者，必有外之恶证来矣。若珠不赤痛，只自觉视如云遮雾障，渐渐昏眇者，内证成矣。急早治之，以免后虑。

巅顶风证

天灵盖骨内痛极如槌如钻也。阳分痛尤甚，阴分痛稍可。夹痰湿者，每痛多眩运。若痛连及珠子而胀急瘀赤者，外证之恶候。若昏眇则内证成矣。成内证者尤多于外者。

游风证

头风痛无常位，一饭之顷，游易数遍而不能度其何所起止也。若痛缓而珠赤，赤而有障起者，必变外障。痛甚而肿胀紧急者，必有瘀滞之患。久而失治，不赤痛而昏眇者，内证来成。外证者多，然为害迟，如各风耳。

邪风证

人素有头风因而目病，或素目病因而头风，二邪并立，搏夹而深入脑袋，致伤肝胆诸络，故成此患。头痛则目病，目病则头痛，轻则一年数发，重则一月数发，头风目病常并行而不相悖也。非若雷头风风火搏激而瘀滞之急者，又非若天行赤热传染之邪，客风暴热之风火寄旅无定，及诸火胀头痛之比。此专为自家本病久成者，非若彼之标病新来之轻者。若赤痛胀急，则有外证之候。若无赤痛而只内胀，及赤痛不甚，无瘀滞之证，而只昏眇者，内证成矣。

目　赤

《内经》目赤有三。

一曰风助火郁于上。经云：少阴司天之政，二之气，阳气布，风乃行，寒气时至，民病目瞑①，目赤，气郁于上而热。又云：少阳司天之政，初之气，风胜乃摇②，候乃大温，其病气怫于上，目赤是也。

二曰火盛。经曰：火太过曰赫曦③，赫曦之纪，其病目赤。又云：火郁之发，民病目赤，心热。又曰：少阳司天之政，三之气，炎暑至，目赤。又云：少阳之胜，目赤

---

① 瞑：原作"瞎"，形近之误，据《素问·六元正纪大论》改。
② 摇：原作"淫"，形近之误，据《素问·六元正纪大论》改。
③ 赫曦：火热炎盛状。

是也。

三曰燥邪伤肝。经云：岁金太过，燥气流行，民病目赤。又云：阳明司天，燥气下临，肝气上从，胁痛，目赤是也。

倪仲贤论《心火乘金水衰反制之病》曰：天有六邪，风寒暑湿燥火也。人有七情，喜怒忧思悲恐惊也。七情内召，六邪外从，从而不休，随召见病，此心火乘金，水衰反制之原也。世病目赤为热，人所共知者也，然不审其赤分数等，治各不同。有白睛纯赤，热气炙人者，乃淫热反克之病也，治如淫热反克之病。有白睛赤而肿胀，外睑虚浮者，乃风热不制之病也，治如风热不制之病。有白睛淡赤，而细脉深红，纵横错贯者，乃七情五贼劳役饥饱之病也，治如七情五贼劳役饥饱之病。有白睛不肿不胀，忽如血贯者，乃血为邪胜，凝而不行之病也，治如血为邪胜凝而不行之病。有白睛微变青色，黑睛稍带白色，白黑之间赤环如带，谓之抱轮红者，此邪火乘金水衰反制之病也。此病或因目病已久，抑郁不舒，或因目病误服寒凉药过多，或因目病时内多房劳，皆能内伤元气，元气一虚，心火亢盛，故火能克金，金乃手太阴肺，白睛属肺，水乃足少阴肾，黑睛属肾，水本克火，水衰不能克反受火制，故视物不明，昏如雾露中，或睛珠高低不平，其色如死，甚不光泽，赤带抱轮而红也。口干舌苦，眵多羞涩，稍有热者，还阴救苦汤主之，黄连羊肝丸主之，川芎决明散主之。无口干舌苦，眵多羞涩者，助阳活血汤主之，神验锦鸠丸主之，万应蝉花散主之。有热无热，俱服千金磁朱丸，镇坠心火，滋益肾水，荣养元气，自然获愈也。噫！天之六邪未必能害人也，唯人以七情召而致之也。七情匿召，六邪安从，反此者岂止能避而已哉，犹当役①之而后已也。

论《淫热反克之病》曰：膏粱之变，滋味过也。气血俱盛，禀受厚也。亢阳上炎，阴不济也。邪入经络，内无御也。因生而化，因化而热，热为火，火性炎上。足厥阴肝为木，木生火，母妊子，子以淫胜，祸发反克，而肝开窍于目，故肝受克而目亦受病也。其病眵多，眊矂②紧涩，赤脉贯睛，脏腑秘结者为重。重者芍药清肝散主之，通气利中丸主之。眵多，眊矂紧涩，赤脉贯睛，脏腑不秘结者为轻。轻者减大黄、芒硝，芍药清肝散主之，黄连天花粉丸主之。少盛服通气利中丸。目眶烂者，内服上药，外以黄连炉甘石散收其烂处，兼以点眼春雪膏、龙脑黄连膏、搐鼻碧云散，攻其淫热，此治淫热反克之法也。非膏粱之变，非气血俱盛，非亢阳上炎，非邪入经络，毋用此也。用此则寒凉伤胃，生意不上升，反为所害。

论《风热不制之病》曰：风动物而生于热，譬以烈火

① 役：助。《广雅·释诂二》：“役，助也。”
② 眊矂（mào sào 冒燥）：症状名。形容目干涩少津，昏昧不适。

焰而必吹，此物类感召而不能违间^①者也。因热而召，是为外来。久热不散，感而自生，是为内发。内外为邪，唯病则一。淫热之祸，条已如前，益以风邪，害岂纤止。风加头痛，风加鼻塞，风加肿胀，风加涕泪，风加脑巅沉重，风加眉骨痠疼，有一于此，羌活胜风汤主之。风加痒，则以杏仁龙脑草泡散洗之。病者有此数证，或不服药，或误服药，翳必随之而生矣。余文详外障条。

《七情五贼劳役饥饱之病》见目痛。

论《血为邪胜凝而不行之病》曰：血阴物，类地之水泉，性本静，行其势也。行为阳，是阴中之阳，乃坎中有火之象，阴外阳内故行也。纯阴故不行也，不行则凝，凝则经络不通。经曰，足阳明胃之脉，常多气多血。又曰，足阳明胃之脉，常生气生血。手太阳小肠之脉，斜络于目眦，足太阳膀胱之脉，起于目内眦，二经皆多血少气。血病不行，血多易凝。《灵兰秘典论》曰，脾胃者，仓廪之官，五味出焉。五味淫则伤胃，胃伤血病，是为五味之邪从本生也。又曰，小肠者，受盛之官，化物出焉，遇寒则阻其化。又曰，膀胱者，州都之官，津液藏焉，遇风则散其藏。一阻一散，血亦病焉，是为风寒之邪从末生也。凡是邪胜血病不行，不行渐滞，滞则易凝，凝则病始外见，以其斜络目眦耶，以其起于目内眦耶，故病环目青黯^②，

---

① 违间：背离而有所间隔。
② 黯（yǎn 眼）：深黑色。

如被物伤状，重者白睛亦黤，轻者或成斑点，然不痛不痒，无泪眵眊躁羞涩之证，是曰血为邪胜，凝而不行之病。此病初起之时，大抵与伤风证相似，一二日则显此病也，川芎行经散主之，消凝大丸子主之。睛痛者，更以当归养荣汤主之，如此则凝复不滞，滞复能行，不行复行，邪消病除，血复如故。

戴复庵①云：赤眼有数种，气毒赤者，热壅赤者，有时眼赤者，无非血壅肝经所致。盖肝主血，通窍于眼，赤眼之病，大率皆由于肝。宜黑神散、消风散等分，白汤调，食后、睡时服。仍用豆腐切片傅其上，盐就者可用，酸浆者不可用，即乌豆傅盦②之意。

风热赤甚者，于黑神散、消风散二药中，放令消风头高，间以折二泔③，睡时冷调洗肝散或菊花散服，仍进四物汤，内用生地黄、赤芍药，只须半帖，食后作一服，却加赤茯苓半钱，醉将军一钱即酒蒸大黄。早晨盐汤下养正丹二三十粒。若不便于过凉之剂，则不必用洗肝散，宜黑神散二钱，消风散一钱。

寻常赤眼，用黄连研末，先用大菜头一个，切了盖，剜中心作一窍，入连末在内，复以盖遮住，竹签签定，慢火内煨熟，取出候冷，以菜头中水滴入眼中。

---

① 戴复庵：戴思恭（约1324—1405），字原礼。明代医家。浦江（今浙江浦江）人。著有《证治要诀》《证治要诀类方》《推求师意》等书。

② 盦：疑为形近之误，当作"盦（ān 安）"，覆盖之意。

③ 放令消风头高间以折二泔：此句文义不通，未做改动。

若赤眼久而不愈，用诸眼药无效者，早起以苏子降气汤下黑锡丹，日中以酒调黑神散，临睡以消风散下三黄丸。此数药不独治久赤，诸眼疾皆治之。

海藏[1]云：目赤暴作云翳，痛不可忍，宜四物龙胆汤。

眼赤暴发肿，散热饮子、泻青丸。

肝藏实热，眼赤疼痛，竹叶汤、龙胆饮、决明子汤、麦门冬汤、泻肝散、羊肝丸。

服寒凉药太过，目赤而不痛，内服助阳和血补气汤，外用碧天丸洗之。

目赤肿，足寒者，必用时时温洗其足，并详赤脉处属何经，灸三里、临泣、昆仑等穴立愈。

赤眼痒痛，煎枸杞汁服。

治暴赤眼，古铜钱刮净姜上，取汁于钱唇，点目热泪出，随点随愈，有疮者不可用。或削附子赤皮末，加蚕屎著眦中，或本事针头丸，皆治阴病目赤。

九节黄连、秦皮粗末，加滑石煎汤洗，或用艾烧烟，以碗盖之，候烟上煤取下，入黄连，以温水调洗，及前煨菜汁方，皆治阳病目赤。

瘀血灌睛证

为病最毒。若人偏执己见，不用开劙者，其目必坏。

---

① 海藏：王好古（约1200—1264），字进之，号海藏。元代著名医家。赵州（今河北赵县）人。著有《阴证略例》《汤液本草》《医垒元戎》《此事难知》《仲景详辨》等。

初起不过红赤，次后紫胀，及后则白珠皆胀起，甚则胀为形如虾座。盖其病乃血灌睛中，瘀塞不通，在睥则肿胀如杯、椒疮之患，在珠则白轮涌起、凝脂翳、黄膜上冲①、痕癜成窟、花翳白陷、鹘眼凝睛等恶证出也。失治者，必有青黄牒出癍凸之祸。凡见白珠赤紫、睥肿、虬筋②紫胀，傅点不退，必有瘀滞在内，可翻睥，内视之。若睥内色晕，泛浮椒疮或粟疮者，皆用导之之法则吉，不然将有变证生焉。宜服宣明丸、分珠散、麦门冬汤、通血丸及胆归糖煎散③等剂。

血灌瞳神证

谓视瞳神不见其黑莹，但见其一点鲜红，甚则紫浊色也。病至此，亦甚危，且急矣。初起一二日尚可救，迟则救亦不愈，不但不愈，恐其人亦不久。盖肾之真一有伤，胆中精汁皆损，故一点元阳神气灵光，见其血之英色，而显于肾部，十患九不治者。今人但见瘀血灌睛，便呼为血灌瞳神，谬矣！

色似胭脂证

不论上下左右，但见一片或一点红血，俨似胭脂抹

---

① 黄膜上冲：冲，原作"衡"，疑为形近之误，据下文"黄膜上冲证"改。

② 虬筋：形容筋脉暴凸蜿蜒卷曲。虬，卷曲的样子。

③ 胆归糖煎散：原作"膝归糖煎散"，据《杂病证治类方·目·目赤》本方改。

者是也。此血不循经络而来，偶然客游肺膜之内，滞成此患。若欲速愈者，略略于相近处睥内开导治之，或就于所滞之处开之亦好。若畏开者，内外夹治亦退，只是稍迟。独于内治亦退，其效尤迟。亦有寡欲慎火者，不治自愈。若犯禁而变，则瘀滞转甚，因而感激风热者，他证生焉。

赤脉贯睛证

或一赤脉，或二三赤脉，不论粗细多少，但在这边气轮上起，贯到风轮，经过瞳外，接连那边气轮者，最不易治，且难退而易来。细者稍轻，粗者尤重。从上下者重，从下上者稍轻。贯过者有变证，丝粗及有傍丝虬乱者有变证。凡各障外有此等脉罩者，虽在易退之证，亦退迟也。贯虽未连，而侵入风轮，或一半，或三分之二之一，皆不易退，盖得生气之故也。此证专言脉已挂侵风轮之重，非比赤丝乱脉止在气轮之轻者。今人但见丝脉，便呼为赤脉贯睛，非也！夫丝脉在风轮气轮，上下粗细连断，为病各有缓急常变不同，既不能明其证，又何能施疗乎。

赤丝乱脉证

谓气轮有丝脉赤乱，久久常如是者。然害各不同，或因目痛火虽退，不守禁戒，致血滞于络而赤者。或因冒风沙烟瘴，亲火向热，郁气劳心，恣酒嗜燥，竭视劳瞻而致，有所郁滞而赤者。有痛不痛，有泪无泪，有羞明不羞明，为病不等。盖病生在气轮白珠上，有丝脉纵横，或稀密粗细不等，但常常如是，久而不愈者也。非若天行客风等证之暴壅，赤脉贯睛之难恶者比。若只赤乱，或昏昧涩紧不爽，或有微微泪湿者轻，因而犯戒者变重。若脉多赤乱，兼以枯涩而紧痛，泪湿而烂肿者重。验之当以大脉为主，从何部分而来，或穿连某位，即别其所患在何经络，或传或变，自病合病等证，分其生克承制，然后因其证而投其经以治之。治外者，细脉易退，大脉虬紫者退迟。虽点细而脉大者，必须耐久去尽方已，庶无再来之患。不然，他日犯禁，其病复发，若有别证，火亦循此而至。凡丝脉沿到风轮上者，病尤重而能变。若因其滞而日积月累，一旦触发，脉紫胀及睥肿者，用开导之。凡见丝脉虬紫，内服外点，点时细缩，不点即胀，久久亦然，及因而激动滞病①变者，珠虽不紫，睥虽不肿，亦有积滞在内深处，乃积滞尚轻，而在络中幽深之所，故未胀出耳。揭开上睥深处看之，其内必有不平之色在焉。因其滞而量其轻重，略略导之，不可过，过则有伤真血，水亏膏涩，目力昏弱之患。

附目珠俱青证

乃目之白珠变青蓝色也。病在至急。盖气轮本白，被

----

① 滞病：久病。

郁邪蒸逼走散，珠中膏汁游出在气轮之内，故色变青蓝，瞳神必有大小之患。失治者，瞳神损而为终身痼疾矣。然当各因其病而治其本，如头风者，风邪也；伤寒疟疾，痰火热邪也；因毒者，毒气所攻也。余仿此。

目肿胀

风眼肿，用枸杞白皮、鸡子白皮等分，研令极细，每日三次吹鼻内。

肝经实热眼赤肿痛，麦门冬汤、泻肝散、龙胆饮。

风热上攻目赤肿痛，金丝膏、琥珀煎、涤风散。

白睛肿胀痛，大黄丸、桑白皮散、洗眼青皮汤、玄参丸、泻肺汤、朱砂煎。

肿胀如杯证

谓目赤痛睥胀如杯覆也。是邪在木火之有余，盖木克土，火生土，今肝邪实而传脾土，土受木克，而火不能生，火邪反乘虚而为炎燥之病，其珠必疼尤重，而睥亦急硬。若暴风客热作肿者，必热泪多而珠疼稍缓。然风热自外客感易退，治亦易愈。若木火内自攻击，则病亦退迟，重则疼滞闭塞，血灌睛中而变证不测矣。须用开导之法，轻则敷治而退，重则必须开导，此大意也。若敷治不退及退而复来，并开导不消，消而复发，痛连头脑而肿愈高，睥愈实者，此风热欲成毒之候也。

形如虾座证

因瘀滞已甚，血胀无所从出，遂致壅起。气轮状如虾座，甚则吐出睥外者，病尤急，非比鱼胞气分之可缓者。瘀血灌睛证与此证病虽一种，灌睛则概言而未至于极，此则极矣。有半边胀起者，有通珠俱被胀起盖定乌珠者。又有大眦内近鼻梁处胀出一片，如皮如肉，状似袋者，乃血胀从额前中落来，故胀起于①大眦里，白上宽皮也，不可割，为血英②在此处，误割者为漏为瞎，不可不辨认仔细。只用开导，血渐去而皮渐缩。小眦胀出如袋者亦然。其病大意是血气两盛之患，宜以开导为先，次看余证，从而治之。在肺部最重，久则移传于肝，而风轮有害也。

状如鱼胞证

气轮努胀，不紫不赤，或水红，或白色，状如鱼胞，乃气分之证，金火相搏所致。不用劖导，唯以清凉则自消复。若有微红及赤脉者，略略于上睥开之，不可过，此亦是通气之说，虽不通亦可。若头痛泪热及内燥而赤脉多者，防有变证，宜早导之，庶无后患。

---

① 于：原作"了"，据《古今图书集成医部全录》卷一百四十二引本书改。

② 血英：血之英华。

鹘眼凝睛证

有项强头疼，面脸赤燥之患，其状目如火赤，绽大胀于睥间，不能敛运转动，若庙塑凶神之目，犹鹘鸟之珠赤而绽凝者。凝，定也。乃三焦关格阳邪实盛亢极之害。风热壅阻，诸络涩滞，目欲爆出矣。大宜于内迎香、太阳、两睥、上星等处要隘之所，并举而劫治之。

因风成毒证

初发时，乃头风湿热、瘀血灌睛、睑硬睛疼等病，失于早治，虽治不得其法，遂致邪盛搏夹成毒。睥与珠通行胀出，如拳似碗，连珠带脑痛不可当。先从乌珠烂起，后烂气轮，有烂沿上下睑并脑及颧上肉尽空而死。若饮食少，脾泄脏结者，死尤速。若能饮食而脏调者，死迟。人至中年患此者，百无一二可生。若患头疼肿胀珠凸等证，治退复发，再治再发，痛胀如前者，即成此患。若已成者，虽治之胀少退，痛少止，决又发，发时再治，至于数四①，终当一发不复退矣。既成此证，必无可生之理。未成者，十分用心调摄，疗治得宜，犹有可生。凡目病但见头脑痛甚，珠及睥胀而瘀努硬紧，虽敷𠛬亦不软，总开时略软，少顷如故者，皆此病来也。宜向内寻其源而救之，

---

① 数四：再三再四，多次。

庶无噬脐①之悔。

旋胪泛起证

气轮自平，水轮自明，唯风轮高泛起也。或只半边泛起者，亦因半边火来之故。乃肝气独盛，胆液滞而木道涩，火郁风轮，故随火胀起。或在下，或在上，或在两傍②，各随其火之所来，从上胀者多。非比旋胪尖起已成证而俱凸起顶尖不可医者，乃止言风轮胀起者耳。

旋螺尖起证

乃气轮以里乌珠，大概高而绽起，如螺蛳之形圆而尾尖，视乌珠亦圆绽而中尖高，故曰旋螺尖起。因亢滞之害，五气壅塞，故胀起乌珠。在肝独盛，内必有瘀血，初起可以平治③。失于内平之法，则瘀虽退而气定膏凝，不复平矣。病甚膏伤者，珠外亦有病，如横翳玉翳水晶④沉滑等证在焉。盖初起持本珠欲凸之候，因服寒凉之剂救止，但失于戕伐木气，故血虽退而络凝气定，不复平也。

---

① 噬脐：亦作"噬齐"。自啮腹脐，喻后悔不及。《左传·庄公六年》："楚文王伐申，过邓。邓祁侯曰：'吾甥也。'止而享之。雅甥、聃甥、养甥请杀楚子，邓侯弗许。三甥曰：'亡邓国者，必此人也。若不早图，后君噬脐，其及图之乎？图之，此为时矣。'"

② 傍：通"旁"。旁边，侧边。《北史·周宗室传》："俄而水傍有一小鸟，显和射中之。"

③ 初起可以平治：原作"曰起可以平治"，据修敬堂本改。

④ 水晶：原作"水则"，据九思堂本改。

神珠自胀证

目珠胀也，有内外轻重不同。若轻则自觉目内胀急不爽，治亦易退。重则自觉胀痛甚，甚则人视其珠，亦觉渐渐胀起者，病亦发见于外已甚。大凡目珠觉胀急而不赤者，火尚微，在气分之间。痛者重，重则变赤，痛胀急重者，有瘀塞之患。疼滞甚而胀急，珠觉起者，防鹘眼之祸。若目不赤，止觉目中或胀或不胀，时作有止不一者，为火无定位，游客无常之故。有风邪湿热气胜怫郁者，皆有自胀之患，但经血部至于痛者，皆重而有变矣。

珠突出眶证

乌珠忽然突出眶也。与鹘眼证因滞而慢慢胀出者不同。其故不一，有因真元将散，精华衰败，致络脉俱损，痒极揩擦而出者，其人不久必死。有酒醉怒甚，及呕吐极而挣①出者②，有因患火证热盛而关格亢极而胀出者，有因怒甚吼喊而挣出者，此皆因水液衰少，精血耗损，故脉络涩脆，气盛极火无所从出，出而窍涩，泄之不及，故涌胀而出。亦有因打扑而出者。凡出虽离两睑，而脉皮未断者，乘热捺③入，虽入，脉④络损动，终是光损。若突出阁，在睑中而含者，易入，光不损。若离睑，脉络皮俱断

---

① 挣（zhèng 正）：用力摆脱。

② 者：原作"若"，据修敬堂本改。

③ 捺（nà 那）：用手按。

④ 脉：原作"胀"，据修敬堂本改。

而出者，虽华佗复生，不能救矣。

目　痒

因风而痒者，驱风一字散。

因火而痒者，于赤痛门求降火之剂。

因血虚而痒者，四物汤。

痒若虫行证

非若常时小痒之轻，乃如虫行而痒不可忍也。为病不一，须验目上有无形证，决其病之进退。至如有障无障，皆有痒极之患。病源非一，有风邪之痒，有血虚气动之痒，有虚火入络，邪气行动之痒，有邪退火息，气血得行，脉络通畅而痒。大凡有病之目，常时又不医治而自作痒者，痒一番则病重一番。若医治后而作痒，病必去速。若痒极难当，时时频作，目觉低陷者，命亦不久。有极痒而目脱者，死期至矣。痒而泪多者，血虚夹火。大抵痛属实，痒属虚，虽有火，亦是邪火乘虚而入，非其本病也。

外　障

在睛外遮暗。《内经》诊目痛：赤脉从上下者，太阳病；从下上者，阳明病；从外走内者，少阳病。按此论表里之翳明矣。用以治病，如鼓应桴①也。

凡赤脉翳初从上而下者，属太阳。以太阳主表，其病必连眉棱骨痛，或脑顶痛，或半边头肿痛是也。治法宜温之散之。温则腊茶②、盐川附等分煎服，立愈。薛③立斋尝以此证用川附一钱作一服，随愈。一方，附子半两，芽茶④一大撮，白芷一钱，细辛、川芎、防风、羌活、荆芥各半钱，煎服神效。散则《简要》夏枯草散必与退云丸相兼服⑤、东垣选奇汤、羌活除翳⑥汤之类是也。

赤脉翳初从下而上者，或从内眦出外者，皆属阳明。以阳明主里，其证多热，或便实是也。治法宜下之寒之。下则局方流气饮、钱氏泻青丸、局方温白丸，加黄连、黄柏之类，累用累验。寒则一味黄连羊肝丸之类是也。楼全善云：妻侄女形肥，笄年⑦时得目疾。每一月或二月一发，发时红肿涩痛难开，如此者三年。服除风散热等剂及寻常眼药，则左目反有顽翳，从锐眦来遮瞳神，右目亦有翳从下而上。经云，从外走内者，少阳病；从下上者，阳明病。予谓此少阳阳明二⑧经有积滞也。脉短滑

① 如鼓应桴（fú 浮）：用槌击鼓立刻就会得到响声。桴：鼓槌。常用于比喻用药对症，很快见效。宋·释文珦《天道虽远行》："至诚感通，如鼓应桴。"

② 腊茶：茶的一种。腊，取早春之义。以其汁泛乳色，与溶蜡相似，故也称蜡茶。《汤液本草》："治阴证汤药内用此去格拒之寒，及治伏阳，大意相似。"

③ 薛：原作"戴"，据《古今图书集成医部全录》卷一百四十二引本书改。

④ 芽茶：最嫩的茶叶。

⑤ 服：原作"脉"，据修敬堂本改。

⑥ 翳：原作"医"，据修敬堂本改。

⑦ 笄（jī 基）年：指女子成年。

⑧ 二：原作"一"，据修敬堂本改。

而实，晨则似短。洁古云，短为有积滞，遏抑脏腑，宜下之。遂用温白丸减川芎、附子三之二，多加龙胆、黄连。如东垣五①积法，从二丸每日加一丸，加至大利，然后减丸，又从二丸加起。忽一日于利下，下黑块血若干如墨，大而硬坚，从此渐觉痊而翳尽去矣。

赤脉翳初从外眦入内者，为少阳，以少阳主半表半里，治法宜和解之。神仙退云丸、羌活退翳汤、消翳散之类是也。

翳膜者，风热重则有之，或斑入眼，此肝气盛而发在表也。翳膜已生，在表明矣，宜发散而去之，若反疏利，则邪气内搐，为翳益深。邪气未定，谓之热翳而浮。邪气已定，谓之冰翳而沉。邪气牢而深者，谓之陷翳，当以燋发之物，使其邪气再动，翳膜乃浮，佐之以退翳之药，而能自去也。病久者，不能速效，宜以岁月除之。

新翳所生表散方，东垣羌活除翳汤。有热者，退云丸之类。

燋发陷翳，保命集羚羊角散之类，用之在人消息②，若阴虚有热者，兼服神仙退云丸。

东垣云：阳不胜其阴，乃阴盛阳虚，则九窍不通。令青白翳见于大眦，乃足太阳、少阴经中郁遏，足厥阴肝经气不得上通于目，故青白翳内阻也。当于太阳、少阴经中九原③之下，以益肝中阳气，冲天上行，此当先补其阳，

---

① 五：原作"王"，据修敬堂本改。
② 消息：斟酌。
③ 九原：原意为九州大地，此处指广阔。

后于足太阳、少阴标中，泻足厥阴肝经阴火，乃次治也。《内经》曰：阴盛阳虚，则当先补其阳，后泻其阴。此治法是也。每日清晨以腹中无宿食，服补阳汤，食远服升阳泄阴丸，临卧服连柏益阴丸。若天色变，大寒大风，并大劳役，预日①饮食不调，精神不足，或气弱，俱不得服。候体气和平，天气如常服之。先补其阳，使阳气上升，通于肝经之末，利空窍于眼目矣。

魏邦彦夫人目翳暴生，从下而起，其色绿，肿痛不可忍。先师曰，翳从下而上，病从阳明是也。绿非五方之正色，殆肺肾合为病邪。乃就画家以墨、腻粉合成色，谛视之，与翳同色，肺肾为病无疑矣。乃泻肺肾之邪，而入阳明之药为之使，既效。而他日病复作者三，其所从来之经，与翳色各异，乃以意消息之。曰诸脉皆属于目，脉病则从之。此必经络不调，则目病未已也，问之果然。因视所不调者治之，病遂不作。

翳除尽，至其年月日期复发者，或间一月，或二月一发，皆为积。治如脉滑者，宜温白丸加黄连、草龙胆，如东垣五积法服之。

倪仲贤论《风热不制之病》曰：翳如云雾，翳如丝缕，翳如秤星。翳如秤星者，或一点，或三四点而至数十点。翳如螺盖者，为病久不去，治不如法，至极而致也。

---

① 预日：前一天。

为服寒凉过多，脾胃受伤，生意不能上升，渐而致也。然必要明经络，庶能应手。翳凡自内眦而出，为手太阳、足太阳受邪，治在小肠、膀胱经，加蔓荆子、苍术，羌活胜风汤主之。自锐眦客主人而入者，为足少阳、手少阳、手太阳受邪，治在胆与三焦、小肠经，加龙胆草、藁本，少加人参，羌活胜风汤主之。自目系而下者，为足厥阴、手少阴受邪，治在肝经、心经，加黄连，倍加柴胡，羌活胜风汤主之。自抵过①而上者，为手太阳受邪，治在小肠经，加木通、五味子，羌活胜风汤主之。热甚者，兼用治淫热之药，搐鼻碧云散，俱治以上之证，大抵如开锅法，搐②之随效，然力少而锐，宜不时用之，以聚其力。虽然始者易而久者难，渐复而复，渐复而又复可也，急于复者则不治。今世医用磨翳药者有之，用手法揭翳者有之。噫！翳犹疮也，奚斯③愈乎？非徒无益而又害之。

论《奇经客邪之病》曰：人之有五脏者，犹天地之有五岳也；六腑者，犹天地之有四渎④也；奇经者，犹四渎之外别有江河也。奇经客邪，非十二经之治也。十二经之外，别有治奇经之法也。《缪刺论》曰，邪客于足阳跻之

---

① 抵过：疑为解剖部位，待查。
② 搐：搐鼻法。将少许药物细末吹入鼻内，促使打喷嚏，以达开窍目的。
③ 奚斯：疑应为"斯奚"。斯：这，这个。奚，疑问词，怎么、为什么。斯奚，这个怎么。
④ 四渎：我国古代对四条独流入海的大河的称呼，即长江、黄河、淮河、济水。

脉，令人目痛，从内眦始。启玄子王冰注曰，以其脉起于足，上行至头，而属目内眦，故病令人目痛，从内眦始也。《针经》曰，阴跷脉入鼽①，属目内眦，合于太阳阳跷而上行。故阳跷受邪者，内眦即赤，生脉如缕，缕根生瘀肉，瘀肉生黄赤脂，脂横侵黑睛，渐蚀神水，此阳跷为病之次第也，或兼锐眦而病者，以其合于太阳故也。锐眦者，手太阳小肠之脉也。锐眦之病必轻于内眦者，盖枝蔓所传者少，而正受者必多也，俗呼为攀睛即其病也。还阴救苦汤主之，拨云退翳丸主之，栀子胜奇散主之，万应蝉花散主之，磨障灵光膏主之，消翳复明膏主之，朴硝黄连炉甘石泡散主之。病多药不能及者，宜治以手法，先用冷水洗，如针内障眼法，以左手按定，勿令得动移，略施小眉刀尖，剔去脂肉，复以冷水洗净，仍将前药饵之。此治奇经客邪之法也，故并置其经络病始。

《七情五贼劳役饥饱之病》见目痛条。

《内急外弛之病》见倒睫拳毛。

黄膜上冲证

在风轮下际坎位间，神膏之内，有翳生而色黄，如年少人指甲内际白岩相似。与凝脂翳同一气脉，但凝脂翳在轮外生，点药可去者，此则在膏，内热蒸起，点药所不能

① 鼽（qiú 求）：面颊颧骨。《灵枢·脉度》作"頄"，"鼽"为"頄"之借字。

除。若漫及瞳神，其珠必损，不可误认为涌波①可缓者之证。此是经络阻塞极甚，三焦关格，火土邪之盛实者，故大便秘小便涩，而热蒸从膏内作脓溃起之祸也。失治者目有癥凸之患。通脾泻胃汤、神消散、皂角丸、犀角饮选用。

赤膜下垂证

初起甚薄，次后甚大，大者病急，其患有障色赤，多赤脉贯白轮而下也。乌珠上半边近白际起障一片，仍有赤丝牵绊。障大丝粗赤甚，泪涩珠疼头痛者，病急而有变。丝细少色微赤，珠不疼头不痛者，缓而未变。亦有珠虽不疼，头亦不痛，若无他证，或只涩赤而生薄障，障上仍有细丝牵绊，或于障边丝下，仍起星数点，此星亦是凝脂之微病也。此等皆是火在内滞之患，其病尚轻，治亦当善。盖无形之火潜入膏内，故作是疾，非比有形血热之重也。若障上有丝，及星生于丝梢，皆是退迟之病，为接得丝脉中生气，故易生而难退。虽然退迟，翳薄丝细，赤不甚者，只用善逐之足矣。甚者，不得已而开导之。大抵白珠上半边有赤脉生起，垂下到乌珠者，不论多寡，但有疼痛虬赤，便是凶证来了。总是丝少赤微，但从上而落者，退亦迟，治当耐久。若贯过瞳神者，不问粗细联断，皆退迟。此证是湿热在脑，幽隐之火深潜在络，故有此脉之赤，四围虽无瘀血，其深处亦有积滞，缘滞尚深而火尚

---

① 涌波：指涌波翳证。

伏，故未甚耳。一旦触发，则其患迸发，疾亦盛矣。内无涩滞，外无此病，轻者消散，重者开导，此定法也。内服炙肝散，外用紫金膏点之。次服通肝散、神消散、皂角丸。

凝脂翳

此证为病最急。起非一端，盲瞽①者十有七八。在风轮上有点，初起如星，色白中有粃，如针刺伤，后渐长大变为黄色，粃亦渐大为窟者。有初起如星，色白无粃，后渐大而变色黄，始变出粃者。有初起便带鹅黄色，或有粃，或无粃，后渐渐变大者。或初起便成一片如障，大而厚，色白而嫩，或色淡黄，或有粃，或无粃而变者。或有障又于障内变出一块如黄脂者。或先有痕粃，后变出凝脂一片者。所变不一，祸则一端。大法不问星障，但见起时肥浮脆嫩，能大而色黄，善变而速长者，即此证也。初起时微小，次后渐大，甚则为窟、为漏、为蟹睛，内溃精膏，外为枯凸，或气极有声，爆出稠水而破者。此皆郁遏之极，蒸烁肝胆二络，清气受伤，是以蔓及神膏，溃坏虽迟，不过旬日，损及瞳神。若四围见有瘀滞者，因血阻道路，清汁不得升运之故。若四围不见瘀赤之甚者，其内络深处必有阻滞之故。凡见此证当作急，晓夜医治，若迟，待长大蔽满乌珠，虽救得珠完，亦带病矣。去后珠上必有白障，如鱼鳞外圆翳等状，终身不能脱，若结在当中，则视昏眇。凡目病有此证起，但是②头疼

---

① 瞽（gǔ 古）：眼瞎。
② 是：当作"见"。

珠痛，二便燥涩，即是急之极甚。若二便通畅，祸亦稍缓，有一于斯，犹为可畏。

花翳白陷证

因火烁络内，膏液蒸伤，凝脂从四围起而漫神珠，故风轮皆白或微黄，视之与混障相似而嫩者。大法其病白轮之际，四围生漫而来，渐渐厚阔，中间尚青未满者，瞳神尚见，只是四围高了，中间低了些，此金克木之祸也。或有就于脂内下边起一片黄膜，此二证夹攻尤急。亦有上下生起，名顺逆障①，内变为此证者，此火土郁遏之祸也。亦有不从沿际起，只自凝脂翳色黄或不黄，初小后大，其细条如翳，或细颗如星，这边起一个，那边起一个，四散生将起来，后才长大牵连混合而害目，此木火祸也。以上三者，必有所滞，治当寻其源，浚其流，轻则清凉之，重则开导之。若病漫及瞳神，不甚厚重者，速救亦有挽回之理，但终不得如旧之好。凡疾已甚，虽瞳神隐隐在内，亦不能救其无疾，止可救其㿔凸而已。知母饮子、桑白皮汤。

蟹睛证

谓真睛膏损，凝脂翳破坏风轮，神膏绽出黑颗，小则如蟹睛，大则如黑豆，甚则损及瞳神，内视瞳神亦如杏仁、枣核状者，极甚则细小无了者，至极则青黄㡏出者。

---

① 顺逆障：退逆顺障证。

此证与黑翳如珠状类，而治大不同。夫黑翳如珠，源从膏内生起，非若此因破而出，故大不同。然有虚实二证，虚者软而不疼，来迟去速，实者坚而多痛，来速去迟。其视有二，其治则一。虽有妙手，难免瘢黡①之患。

斑脂翳证

其色白中带黑，或带青，或焦黄，或微红，或有细细赤脉绊罩，有丝绊者则有病发之患。以不发病者论，大略多者粉青色，结在风轮边傍，大则掩及瞳神，掩及瞳神者，目亦减光，虽有神手，不能除去。治者但可定其不垂不发，亦须内外夹治，得气血定久，瘢结牢固，庶不再发。若治欠固，或即纵犯，则斑迹发出细细水泡，时起时隐，甚则发出大泡，起而不隐，又甚则于本处作痛，或随丝生障，或蟹睛再出矣。其病是蟹睛收回，结疤于风轮之侧，非若玛瑙内伤，因内伤气血结于外生之证，犹有可消之理，故治亦不同耳。

黄油证

生于气轮，状如脂而淡黄浮嫩，乃金受土之湿热也。不肿不疼，目亦不昏，故人不求治。无他患，至老只如此，略有目疾发作，其证则为他病之端矣。揭开上睥，目上边气轮上有黄油者，是湿热从脑而下，目必有病，又非两傍可缓之比，或有头风之患，然此病为患又缓，治亦容

---

① 瘢黡（yǎn 眼）：黑色的疮痕。

易。但不治者，恐贻后患，故宜预自保重而去之。疬风目上有此者又重，与常人不同。

状如悬胆证

有翳从上而下，贯及瞳神，色青或斑，上尖下大，薄而圆长，状如胆悬，以此得名。盖脑有瘀热，肝胆膏汁有损，变证急来之候，宜作紧医治。若眼带细细赤脉紫胀而来者尤急，头疼者尤恶，内必有滞，急向四围寻其滞而通之，庶免损坏之患。

玉粒分经

此证或生于睥，或生于气轮。生于气轮者，金火亢承之证，燥热为重。生于睥者，湿热为重，由土之燥滞。其形圆小而颗坚，淡黄色或白肉色，当辨其所生部分而治之，故曰玉粒分经。初起不疼，治亦易退，亦有轻而自愈者。若恣酒色，嗜辛热火毒，多怒忿躁急之人，及久而不治，因而积久者则变大，大而坚，坚而疼，或变大而低溃，色白或淡黄，如烂疮相似者，证尚轻。若复不知禁忌，且犯戒者，则烂深，烂深复至于不戒不治者，则变为漏矣。不可误认为粟疮。

银星独见

乌珠上有星独自生也。若连萃而相生相聚者，不是星。盖星不能大，大而变者亦不是。有虚实自退不退之证。虚实者，非指人之气血而言，乃指络间之火而言。若络间之虚火客游，因而郁滞于风轮结为星者，其火无源，不得久滞，火退气散膏清而星自消。若火有源而来，气实壅滞于络者，则水不清，故星结不散。其色白圆而颗小浮嫩者，易退易治。沉涩坚滑者，宜作急治之，恐滞久气定，治虽退而有迹，为冰瑕矣。夫星者，犹天之有星，由二气而结，其大小亦由积受盛衰之所致，无长大之理。故人之患星，亦由火在阴分，故为星，星亦不能大。若能大者，此必是各障之初起也。障犹云，云随天地之气而聚散，障因人之激戒而消长。即如凝脂一证，初起白颗，小而圆嫩，俨然一星，不出一二日间，渐渐长大，因而触犯，遂致损目，若误认为星则谬于千里矣。亦有凝脂虽成，因无根客火郁在膏中，作此一点，无所触犯，善于护养，水清而退者，便谓是星退，医者亦谓是星退，遂误认为星，终身执泥不改者，误人多矣。每见世人用愚夫蠢妇执草抢丝，朝灯对日，咒诅诡魇①，谓之结眼，间有凝脂、水晶、银星、虚火聚开翳障等证，偶然而退，遂以为功，骇羡②相传，眇医弃药，智者尚蒙其害，况愚人乎。夫人之目，因气血不能清顺，是故壅滞而生病焉，调养缄护③尚恐无及，乃反劳挣强视，搏此阳光，即无病之目，精强力盛者且不能与之敌，而况病目能无损乎？虽倖自病退

---

① 咒诅诡魇：泛指运用巫术治病。诅，原作"咀"，据文义改；诡，怪异；魇，迷惑。

② 骇羡：惊骇而又羡慕。

③ 缄护：此处指闭目以养护眼睛。缄：闭上。

者，光亦渺茫难醒。大凡见珠上有星一二颗，散而各自生，过一二日看之不大者方是。若七日而退者，火数尽之故。若连萃贯串相生及能大者，皆非星也。又有一等愚人，看各色障翳亦呼为星者，抑又谬之甚矣。

聚开障证

谓障或圆或缺，或厚或薄，或如云似月，或数点如星，痛则见之，不痛则隐，聚散不一，来去无时，或月数发，或年数发。乃脑有湿热之故。痰火人患者多。久而不治，方始生定。因而触犯者，有变证，生成不退，各随所发形证而验之。镇心丸、退血散、连翘散、磨睛膏、美玉散。

聚星障证

乌珠上有细颗，或白色，或微黄。微黄者急而变重，或联缀，或团聚，或散漫，或一同生起，或先后逐渐一而二，二而三，三而四，四而六七八十数余，如此生起者。初起者易治，生定者退迟，能大者有变，团聚生大而作一块者，有凝脂之变。联缀四散，傍风轮白际而起，变大而接连者，花翳白陷也。若兼赤脉爬绊者，退迟。若星翳生于丝尽头者，亦退迟进速且有变，盖接得脉络生气之故。此证大抵多由痰火之患，能保养者庶几，矻丧犯戒者，变证生焉。羚羊角散。

垂帘障证

生于风轮，从上边而下，不论厚薄，但在外色白者方是。若红赤乃变证，非本病也。有初起水膏不清而便成此者，有起先赤色，火退后膏涩结为此者。因其自上而下，如帘之垂，故得此名。有证数般，相似缓急不同，治亦各异，不可误认混呼而误人。一努肉初生，亦在风轮上边起，但色如肉，且横厚不同。一偃月侵睛，亦在上边起，是气轮膜内垂下，白色而薄，与此在外有形者不同。一赤膜下垂，因瘀滞火实之急者不同。此则只是白障漫漫生下来而为混障者，间有红，亦是略略微红而已。因其触犯搏动其火，方有变证。其病从上而下，本当言顺，何以逆称，盖指火而言，火本炎上，今反下垂，是其逆矣。羌活除翳汤。

涌波翳证

障从轮外自下而上，故曰涌波。非黄膜上冲从内向上之急甚者可比。白者缓而不变，赤者急而有变。亦有激犯变发他证者，就于此障之内，变出黄膜。治宜先去上冲，后治此证，则万无一失矣。流气饮。

逆顺障证

色赤而障及丝脉赤乱，纵横上下两边生来，若是色白而不变者，乃是治后凝定，非本证生来如是，治亦不同。若色浮嫩，能大或微黄色者，又不是此证，乃花翳白陷也。凡见风轮际处，由白珠而来无数粗细不等赤脉，周围圈圆侵入黑睛，黑睛上障起昏涩者，即此证，必有瘀滞在内。盖滞于左，则从左而来，滞于右，则从右而来，诸络皆有所滞，则四围而来。睥虽不赤肿，珠虽不胀痛，亦有瘀滞于内，不可轻视。若伤于膏水，则有翳嫩白大而变为花翳白陷。若燥涩甚者，则下起一片，变为黄膜上冲之证。若头疼珠痛胀急者，病又重而急矣。消翳散。

阴阳翳证

乌珠上生二翳，俱白色，一中虚，一中实，两翳联串如阴阳之图。若白中略带焦黄色，或纯白而光滑沉涩者，皆不能去尽。若有细细赤丝绊者，退尤迟。大抵此证，非心坚耐久，不能得其效也。羌活退翳散。

玛瑙内伤证

其障薄而不厚，圆斜不等，其色昏白而带焦黄，或带微微红色，但如玛瑙之杂者。是虽生在轮外，实是内伤肝胆，真气清液受伤，结成此翳，最不能治尽。或先有重病，退后结成者，久久耐心医治方得减薄，若要除净，须华佗更生可也。

连珠外翳证

与聚星似是而非。盖聚星在可治之时，而色亦不同，此则凝定之证，形色沉滑坚涩等状。虽有妙手久治，亦难免迹滞如冰瑕之患也。

剑脊翳证

亦名横翳。色白或如糙米色者，或带微微焦黄色者，但状如剑脊，中间略高，两边薄些，横于风轮之外者，即此证也。厚薄不等，厚者虽露上下风轮，而瞳神被掩，视亦不见。薄者瞳神终是被掩，视亦昏眊^①，较之重者稍明耳。纵色嫩根浮者，亦有瘢痕。若滑涩根深沉者，虽有妙手坚心，止可减半。若微微红丝罩绊者，尤为难退易来。以上不论厚薄，非需之岁月，必无功耳。七宝汤、皂角丸、生熟地黄丸。

冰瑕翳证

薄薄隐隐，或片或点，生于风轮之上，其色光白而甚薄，如冰上之瑕。若在瞳神傍侧者，视亦不碍光华。若掩及瞳神者，人看其病不觉，自视昏眊渺茫。其状类外圆翳，但甚薄而不圆，又似白障之始，但经久而不长大。凡风轮有痕�者，点服不久，不曾补得水清膏足，及凝脂聚星等证初发，点服不曾去得尽绝，并点片脑过多，障迹反去不得尽，而金气水液凝滞者，皆为此证。大抵虽治不能速去，纵新患者，必用坚守确攻，久而方退。若滑涩沉深及患久者，虽极治亦难尽去。

圆翳外障证

薄而且圆，其色白，大小不等，厚薄不同。薄者最多，间有厚者，亦非堆积之厚，比薄者稍厚耳。十有九掩瞳神，亦名遮睛障。病最难治，为光滑深沉之故。有阴阳二证之别，阳者明处看则不甚鲜白，暗处看则明亮而大，阴者暗处看则昏浅，明处看则明大。然虽有阴阳验病之

---

① 昏眊（mào 冒）：眼昏花。

别，而治法则同。虽坚心久治，亦难免终身之患。

水晶障证

色白如水晶，清莹见内，但高厚满珠，看虽易治，得效最迟。盖虽清而滑，根深气结故也。乃初起膏伤时，内服寒凉太过，外点冰片太多，致精液凝滞，结为此病。非比白混障之浮嫩可治者，当识别之，庶无舛误。其名有三，曰水晶，曰玉翳浮瞒，曰冰轮。如冰冻之坚。若傍斜细看，则白透睛瞳内，阴处与日中看，其形一同。治虽略减，难免终身之患。

鱼鳞障证

色虽白，涩而不光亮，状带攲斜①，故号鱼鳞。乃气结膏凝不能除绝者。如凝脂翳损及大片，病已甚，不得已大用寒凉，及冰片多点者，往往结为此也。

马蝗积证

与努肉大同小异。盖杀伐内外药治皆同，但努肉有不用割而治愈，故曰小异也。亦有是努肉先起，后变为重，其状两头尖薄，中间高厚，肉红色，若马蝗状横卧于中，四匝有薄薄肉油，紫赤筋脉围绕。乃血分之病，久久方成，最不易治，且难去而易来，风疾人每多患此。治之必先用钩割，十去五六，方用杀伐之药，则有功。不割则药

---

① 攲（qī 七）斜：歪斜不正。

力不敌病势，徒费其力。然割须用烙其根处，不尔则朝去暮生，枉受痛楚。多则有激邪之祸，变证出焉。外虽劫治，内须平治，不然外虽平而内必发，徒劳无功。此状乃横条，非若努攀漫积之谓也。

努肉证

多起上轮，有障如肉，或如黄油，至后渐渐厚而长积赤瘀，努起如肉，或赤如朱。凡性燥暴悖，恣嗜辛热之人，患此者多。久则漫珠积肉，视亦不见。治宜杀伐，久久自愈。积而无瘀甚恶证及珠尚露者，皆不必用钩割之治。一云努肉攀睛，或先赤烂多年，肝经为风所冲而成。或用力作劳，有伤肝气而得，或痒或痛，自两眦头努出，心气不宁，忧虑不已，遂乃攀睛，或起筋膜。宜服洗刀散，及二黄散、定心丸。

肺瘀证

由眦而起，贯过气轮，如皮似筋，横带至于风轮，光亦不损，甚则掩及瞳神，方碍瞻视。大抵十之八九，皆由大眦而起。有赤白二证，赤者血分，白者气分。其原在心肺二经，初起如薄薄黄脂，或赤脉数条，后渐渐大而厚。赤者少，白者多，虽赤者亦是白者所致，盖先有白而不忌火毒辛热，故伤血而赤，非血分之本病也。治赤虽退，其质不退，必须杀伐。杀伐之治，虽不见形势之恶，久而且痛，功亦迟缓，不若一割即去，烙之免其再发。大抵眼科钩割一法，唯此患最为得效。

鸡冠蚬肉

二证形色相类，经络相同，治亦一法，故总而言之，非二病同生之谓也。其状色紫如肉，形类鸡冠、蚬肉者即是。多生睥眦之间，然后害及气轮而遮掩于目。治者须用割治七八，后用杀伐，不然药徒费功。若割亦用烙定方好。其目大眦内有红肉一块，如鸡冠、蚬肉者，乃心经血部之英华。若误割者，轻则损目，重则丧命，慎之。抽风汤、决明散。

鱼子石榴

二证经络同，治法亦同，故总而言之，亦非二病同生。鱼子障非聚星之比，又非玉粒之比，其状生肉一片，外面累累颗颗，丛生于目，或淡红色，或淡黄色，或肉色。石榴状如榴子绽露于房，其病红肉颗，或四或六或八，四角生来，障满神珠，视亦不见。以上二障①，俱是血部瘀实之病，目疾恶证。治用割，割后见三光②者方可伐治。三光瞑黑者，内必瞳神有损，不必治也。

轮上一颗如赤豆证

气轮有赤脉灌注，直落风轮，风轮上有颗积起，色

---

① 障：原作"章"，据修敬堂本改。
② 三光：眼科诊断术语。古称日、月、星为天之三光。历代眼科对视力严重减退者，常以是否能见三光辨患眼有无光感。《秘传眼科龙木论》"目不辨人物，惟睹三光"，即指视力减退至仅存光感。

红，初如赤小豆，次后积大，专为内有瘀血之故。急宜开导，血渐通，颗亦渐消，病到此十有九损。若白珠上独自有颗鲜红者，亦是瘀滞。上下无丝脉接贯者，只用点服自消。若有贯接者，必络中有血灌来，宜向所来之处寻看，量其轻重而导之。若白轮有红颗而胀急涩痛者，有变而急，痛连内而根深接内者，火疳也，又非此比。若白珠虽有红颗而珠不疼，虽疼不甚者，病轻，治亦易退，善消可矣。

睛中一点似银星证

白点一颗，如星光滑，当睛中盖定虽久，不大不小，傍视瞳神在内，只是小些，其视光华亦损。乃目痛时不忌房事，及服渗泄下焦寒凉之药过多，火虽退而肾络气滞膏凝，结为此病。虽服不退，点亦不除，终身之患也。

五花障证

生于神珠之上，斑斑杂杂，盖五脏经络间之气俱伤，结为此疾。其色或白或糙米色，或肉色中带焦黄、微红、蓝碧等色，斑烂驳杂不一。若中有一点黑色者，乃肾络气见，虽治不能尽去。此状与斑脂翳、玛瑙内伤形略相似。斑脂翳乃破而结成瘢痕不能去者。玛瑙内伤乃小而薄未掩瞳神之轻者。此则高厚显大，生在膏外可退，故不同耳。

混障证

谓漫珠皆一色之障也。患之者最多，有赤白二证，赤者易治于白者。赤者怕赤脉外爬，白者畏光滑如苔，有此二样牵带者，必难退而易发。若先因别证而成混障，则障去而原病见矣。若无别证，到底只是一色者。若混障因而犯禁触发者，则变证出，先治变证，后治本病。

一云混睛证，白睛先赤，而后痒痛，迎风有泪，闭涩难开，或时无事，不久亦发，年深则睛变成碧色，满目如凝脂赤路，如横赤丝。此毒风积热，宜服地黄散，外点七宝膏。

惊振外障证

目被物撞触而结为外障也。与伤在膏上急者不同。初撞目时，亦有珠疼涩胀之苦，为其伤轻而瘀自潜消，故痛虽止而不戒禁，有所触发其火，致水不清，气滞络涩而生外障。有撞虽轻，反不知害，有所触犯，遂为外障者。有撞重不戒，反触而变为凶疾者。凡外障结而珠疼，头痛及肿胀者，皆是恶证。防变，急宜治之。治见为物所伤条。

黑翳如珠证

非蟹睛、木疳之比。木疳是大者，生则瞳损不可治。此则至大方损珠，后损瞳神也。又非蟹睛因破流出之比。此肝气有余，欲泛起之患，故从风轮际处，发起黑泡如珠子圆而细，或一或二，或三四五六，多寡不一。其证火实盛者痛，虚缓者不痛。治亦易平。若长大则有裂目之患。

先服羚羊角散^①，后服补肾丸。

木疳证

生于风轮者多，其色蓝绿青碧。有虚实二证，虚者大而昏花，实者小而痛涩。非比蟹睛因破而出，乃自然生出者，大小不一，亦随其变长也。

内　障

在睛里昏暗，与不患之眼相似，唯瞳神里有隐隐青白者，无隐隐青白者亦有之。

楼全善云：内障先患一目，次第相引，两目俱损者，皆有翳在黑睛内遮瞳子而然。今详通黑睛之脉者，目系也。目系属足厥阴、足太阳、手少阴三经。盖此三经脏腑中虚，则邪乘虚入，经中郁结，从目系入黑睛内为翳。《龙木论》所谓脑脂流下作翳者，即足太阳之邪也。所谓肝气冲上成翳者，即足厥阴之邪也。故治法以针言之，则当取三经之腧穴，如天柱、风府、太冲、通里等穴是也。其有手巧心审谛者，能用针于黑眼里拨其翳，为效尤捷也。以药言之，则当补中疏通此三经之郁结，使邪不入目系而愈。

饮食不节，劳伤形体，脾胃不足，内障眼病，宜人参补胃汤、益气聪明汤、圆明内障升麻汤、复明散。楼云：

---

①　羚羊角散：查《杂病证治类方·目·外障》，未见羚羊角散，应为羚羊角饮子。

上四方治目不明，皆气虚而未脱，故可与参芪中微加连柏。若气既脱，则黄柏等凉剂不可施。经云阳气者，烦劳则张，精绝，目盲不可以视，耳闭不可以听之类，是其证也。

内障右眼小眦青白翳，大眦亦微显白翳，脑痛，瞳子散大，上热恶热，大便涩后痞难，小便如常，遇热暖处，头疼暗胀能食，日没后，天阴暗则昏。此证可服滋阴地黄丸。翳在大眦加升麻、葛根，翳在小眦加柴胡、羌活。

东垣云：肝木旺则火之胜，无所畏惧而妄行也，故脾胃先受之，或病目而生内障者。脾裹血，胃主血，心主脉，脉者，血之府也。或曰心主血，又曰脉主血，肝之窍开于目也。治法亦地黄丸、当归汤之类是也。

倪仲贤论《阴弱不能配阳之病》曰：五脏无偏胜，虚阳无补法，六腑有调候，弱阴有强理。心肝脾肺肾，各有所滋生，一脏或有余，四脏俱不足，此五脏无偏胜也。或浮或为散，是曰阳无根，益之欲令实，翻致不能禁，此虚阳无补法也。膀胱、大小肠、三焦、胆、包络，俾之各有主，平秘永不危，此六腑有调候也。衰弱不能济，遂使阳无御，反而欲匹之，要以方术盛，此弱阴有强理也。《解精微论》曰，心者，五脏之专精，目者其窍也。又为肝之窍。肾主骨，骨之精为神水。故肝木不平，内挟心火，为势妄行，火炎不制，神水受伤，上为内障，此五脏病也。

劳役过多，心不行事，相火代之。《五脏生成论》曰，诸脉皆属于目。相火者，心包络也，主百脉，上荣于目。火盛则百脉沸腾，上为内障，此虚阳病也。膀胱、小肠、三焦、胆脉俱循于目，其精气亦皆上注而为目之精，精之窠为眼，四腑一衰，则精气尽败，邪火乘之，上为内障，此六腑病也。神水黑眼皆法于阴，白眼赤脉皆法于阳，阴齐阳侔①，故能为视。阴微不立，阳盛即淫。《阴阳应象大论》曰，壮火食气，壮火散气。上为内障，此弱阴病也。其病初起时，视觉微昏，常见空中有黑花，神水淡绿色，次则视岐，睹一成二，神水淡白色，可为冲和养胃汤主之，益气聪明汤主之，千金磁朱丸主之，石斛夜光丸主之。有热者，泻热黄连汤主之。久则不睹，神水纯白色，永为废疾也。然废疾亦有治法，先令病者以冷水洗眼如冰，气血不得流行为度，用左手大指、次指按定眼珠，不令转动，次用右手持鸭舌针，去黑睛如米许，针之令人，白睛甚厚，欲入甚难，必要手准力完，重针则破，然后斜回针首，以针刀刮之，障落则明。有落而复起者，起则重刮，刮之有至再三者，皆为洗不甚冷，气血不凝故也。障落之后，以绵裹黑豆数粒，令如杏核样，使病目垂闭，覆眼皮上，用软帛缠之，睛珠不得动移为度，如是五七日，才许开视，视勿劳也。亦须服上药，庶几无失。此法治者

① 侔（móu 谋）：相等，齐。

五六，不治者亦四五。五脏之病，虚阳之病，六腑之病，弱阴之病，四者皆为阴弱不能配阳也。学者慎之。

青风内障证

视瞳神内有气色昏蒙，如晴山笼淡烟也。然自视尚见，但比平时光华则昏矇①日进，急宜治之，免变绿色。变绿色则病甚而光没矣。阴虚血少之人，及竭劳心思、忧郁忿恚，用意太过者，每有此患。然无头风痰气夹攻者，则无此患。病至此亦危矣，不知其危而不急救者，盲在旦夕耳。羚羊角汤、白附子丸②、补肾磁石丸、羚羊角散、还睛散。

绿风内障证

瞳神气色浊而不清，其色如黄云之笼翠岫③，似蓝靛④之合藤黄，乃青风变重之证，久则变为黄风。虽曰头风所致，亦由痰湿所攻，火郁忧思忿怒之过。若伤寒疟疫热蒸，先散瞳神，而后绿后黄。前后并无头痛者，乃痰湿攻伤真气，神膏耗溷⑤，是以色变也。盖久郁则热胜，热胜则肝木之风邪起，故瞳愈散愈黄。大凡病到绿风，危极矣，十有九不能治也。一云此病初患则头旋，两额角相牵

---

① 矇（méng 蒙）：盲，目失明。

② 白附子丸：查《杂病证治类方·目·内障》，未见白附子丸，应为白附子散。

③ 岫（xiù 秀）：山。

④ 蓝靛：深蓝色。

⑤ 溷（hùn 混）：浑浊，肮脏。

瞳人①，连鼻鬲皆痛，或时红白花起，或先左而后右，或先右而后左，或两眼同发。或吐逆，乃肺之病。肝受热则先左，肺受热则先右，肝肺同病则齐发。先服羚羊角散，后服还睛散。

黑风内障证

与绿风候相似，但时时黑花起。乃肾受风邪，热攻于眼。宜凉肾白附子丸、补肾磁石丸、还睛散。

黄风内障证

瞳神已大而色昏浊为黄也。病至此，十无一人可救者。

银风内障证

瞳神大成一片，雪白如银。其病头风痰火人，偏于气忿，怒郁不得舒而伤真气，此乃痼疾，恐金丹不能为之返光矣。

丝风内障证

视瞳神内隐隐然若有一丝横经，或斜经于内，自视全物亦有如碎路者。乃络为风攻，郁其真气，玄府有一丝之遏，故视亦光华有损。久而不治，则变重为内证之笃矣。

---

① 瞳人：瞳孔。也作"瞳仁"。宋·秦观《赠女冠畅》诗："瞳人剪水腰如束，一幅乌纱裹寒玉。"

乌风内障证

色昏浊晕滞气，如暮雨中之浓烟重雾。风痰人嗜欲太多，败血伤精，肾络损而胆汁亏，真气耗而神光坠矣。

偃月内障证

视瞳神内上半边，有隐隐白气一湾，如新月覆垂向下也。乃内障欲成之候，成则为如银翳。脑漏①人及脑有风寒不足，阴气怫郁者患之。与偃月侵睛在轮膜中来缓者不同。

仰月内障证

瞳神下半边有白气隐隐一湾，如新月仰而从下生向上也。久而变满为如银内障。乃水不足，木失培养，金反有余，故精液亏而元气郁滞于络而为病也。

如银内障证

瞳神中白色如银也。轻则一点白亮如星似片，重则瞳神皆雪白而圆亮。圆亮者，一名圆翳内障，有仰月偃月变重为圆者，有一点从中起，视渐昏而渐变大不见者。乃郁滞伤乎太和清纯之元气，故阳光精华为其闭塞而不得发见。亦有湿冷在脑，脑油滴落而元精损，郁闭其光。非银风内障已散大而不可复收之比。年未过六十，及过六十而

---

① 脑漏：病名。鼻腔时流涕液之证。《景岳全书·鼻证》："鼻渊证，总由太阳督脉之火，甚者上连于脑，而津津不已，故又名为脑漏。"

血气未衰者，拨治之，皆有复明之理。

如金内障证

瞳神不大不小，只是黄而明莹。乃是元气伤滞所成，因而痰湿阴火攻激，故色变易。非若黄风之散大不可医者。

绿映瞳神证

瞳神乍看无异，久之专精熟视，乃见其深处隐隐绿色，自视亦渐觉昏眇。病甚始觉深绿，而变有气动之患。盖痰火湿热害及于清纯太和之元气也。久而不治，反有触犯者，为如金青盲等证。其日中及日映红光处，看瞳神有绿色而彼自视不昏者，乃红光烁于瞳神，照映黑红相射，而光映为绿之故，非绿色自生之谓。及春夏瞳神亦觉色微微绿莹者，乃肝胆清纯之正气，而视亦不昏，不可误认为此。但觉昏眇而瞳神绿色，明处暗处看之，皆一般气浊不清者，是此证也。

云雾移睛证

谓人自见目外有如蝇蛇旗旆①，蛱蝶②绦环③等状之物，色或青黑粉白微黄者，在眼外空中飞扬缭乱，仰视则

---

① 旆（pèi 配）：古时末端形状像燕尾的旗。

② 蛱（jiá 夹）蝶：蝴蝶。《本草纲目·虫部·虫之二·蛱蝶》：蛱蝶轻薄，夹翅而飞，然也。蝶美于须，蛾美于眉，故又名蝴蝶，俗谓须为胡也。

③ 绦环：系有丝绦中央有孔的圆形佩玉。

上，俯视则下也。乃玄府有伤，络间精液耗涩，郁滞清纯之气，而为内障之证，其原皆属胆肾。黑者，胆肾自病。白者，因痰火伤肺，金之清纯不足。黄者，脾胃清纯之气有伤其络。盖瞳神乃先天元阳之所主，禀聚五脏之精华，因其内损而见其状。虚弱不足人，及经产去血太多，而悲哭太过，深思积忿者，每有此病。小儿疳证、热证、疟疾、伤寒日久，及目痛久闭，蒸伤精液清纯之气，亦有此患。幼而无知，至长始晓，气络已定，治亦不愈。今人但见此证，则曰鬼神现像，反泥于禳祷①而不求内治，他日病愈盛而状愈多，害成而不可救矣。

圆翳内障证

黑睛上一点圆，日中见之差小，阴处见之则大，或明或暗，视物不明。医者不晓，以冷药治之，转见黑花。此因肝肾俱虚而得也。宜服皂角丸，合生熟地黄丸，及补肺散、补肾丸、镇肝丸、虎精丸、聚宝丸、化毒丸、青金丹、卷云膏。

冰翳内障证

如冰冻坚实，傍观目透于瞳神内，阴处及日中看之，其形一同，疼而泪出。此因胆气盛，遂使攻于肝而得之。宜服七宝丸、皂角丸合生熟地黄丸、通肝散、羊肝丸、泻肝丸、分珠散。

---

① 禳祷：祭神以消灾祈福。

滑翳内障证

有如水银珠子，但微含黄色，不疼不痛，无泪，遮绕瞳神。宜服皂角丸、生熟地黄丸、还睛丸、羊肝丸、黄连膏。

涩翳内障

微如赤色，或聚或开，两傍微光，瞳神上如凝脂色，时复涩痛，而无泪出。宜服皂角丸、生熟地黄丸。

散翳内障证

形如鳞点，或睑下起粟子而烂，日夜痛楚，瞳神最疼，常下热泪。宜服皂角丸、生熟地黄丸、八味还睛散。四物汤、谷精散、磨风膏、宣肺汤、清金散、雄猪散。

浮翳内障证

上如冰光白色，环绕瞳神，初生目小眦头，至黑珠上，不痒不痛，无血色相潮。宜服皂角丸合生熟地黄丸。宣肺汤、七宝散、白万膏、细辛散、川芎散。

沉翳内障证

白藏在黑水下，向日细视，方见其白，或两眼相传。疼痛则早轻夜重，间或出泪。宜服皂角丸及生熟地黄丸。灵宝丹、救睛丹、羊肝丸、美玉散、二和散。

上自圆翳以下七证，虽有治法，终难奏功，唯金针拨之为善。

偃月侵睛证

风轮上半边气轮交际，从白膜内隐隐白片薄薄盖向下来，其色粉青。乃非内非外，从膜中而来者，初不以为意，久之始下风轮而损光。或沿遍风轮周匝，而为枣花。为害最迟，人每忽之，常中其患。乃脑有风湿，久滞郁中，微火攻击，脑油滴下，亲火嗜燥，好酒暴怒，激走其郁者，为变亦急。凡发经水不待干而湿蒸，及痰火人，好燥腻湿热物者，皆有此患。坠翳丸。

枣花障证

甚薄而白，起于风轮周匝，从白膜之内四围环布而来也。凡性躁急及患痰火，竭视劳瞻，耽酒嗜辣，伤水湿热之人，多罹此患。久则始有目急干涩，昏花不爽之病。犯而不戒，甚则有瞳神细小内障等变。或因人触激，火入血分，泪而赤痛者，亦在变证之例。虽有枣花锯齿之说，实无正形，又有二十四枚、四十枚之数，百无一二，不必拘泥于此说。凡见白圈傍青轮际，从白膜四围圈圆而来，即是此证。若白而嫩，在风轮外四围生起，珠赤痛者，是花翳白陷，不可误认为此。一云此候，周围如锯齿四五枚，相合赤色，刺痛如针，视物如烟，晨轻昼则痛楚，迎风有泪，昏暗不见。宜皂角丸、生熟地黄丸。桑白皮汤、蕤生散。

白翳黄心证

四边皆白，中心一点黄，大小眦头微赤，时下涩泪，团团在黑珠上。乃肝肺相传，停留风热。宜服还睛散及皂角丸合生熟地黄丸。

黑花翳证

其状青色，大小眦头涩痛，频频下泪，口苦不喜饮食。盖胆受风寒。宜凉胆丸、还精丸、四物汤、灵宝丸、青金散、皂角丸、生熟地黄丸。

五风变成内障证

其候头旋，偏肿痛甚，瞳人结白，颜色相间，却无泪出。乃毒风脑热所致。日[①]中如坐暗室，常自忧叹。宜除风汤、皂角丸合生熟地黄丸。

《龙木论》内障根源歌

不疼不痛渐昏蒙，薄雾轻烟渐渐浓，或见花飞蛇乱出，或如丝絮在虚空。

此般状样因何得，肝脏停留热与风，大叫大啼惊与恐，脑脂流入黑睛中。

初时一眼先昏暗，次第相牵与一同。苦口何须陈逆耳，只缘肝气不相通。

此时服药宜销定，将息多乖即没功。日久既应全黑暗，时名内障障双瞳。

名字随形分十六，龙师圣者会推穷。灵药这回难得效，金针一拨日当空。

---

① 日：原作"目"，据修敬堂本改。

强修将息依前说，莫遣依前病复踪。

针内障眼法歌

内障由来十六般，学医人子审须看。分明一一知形状，下针方可得安然。

若将针法同圆翳，误损神光取瘥难。冷热光明虚与实，调和四体待令安。

不然气闷违将息，呕逆劳神翳却翻。咳嗽震头皆未得，多惊先服镇心丸。

若求凉药银膏等，用意临时体候看。老翳细针初复嫩，针形不可一般般。

病虚新产怀娠月，下手才知将息难。不雨不风兼皓月，清斋三日在针前。

安心定意行医道，念佛亲姻莫杂喧。患者向明盘膝坐，提撕腰带得心安。

针者但行贤哲路，恻隐之情实善缘。有血莫惊须住手，裹封如旧再开看。

忽然惊振医重卜，服药三旬见朗然。七日解封难见日，花生水动莫他言。

还睛丸散坚心服，百日分明复旧根。

针内障后法歌

内障金针针了时，医师言语要深知。绵包黑豆如球子，眼上安排日系之。

卧眠头枕须安稳，仰卧三朝莫厌迟。封后忽然微有痛，脑风牵动莫他疑。

或针或烙①依经法，痛极仍将火熨之。拟吐白梅含咽汁，吐来仰卧却从伊。

起则恐因遭努损，虽然稀有也须知。七朝豉粥温温食，震着牙开事不宜。

大小便时须缓缓，无令自起与扶持。高声叫唤言多后，惊动睛轮见雪飞。

如此志心三十日，渐行出入认亲知。狂心莫忆阴阳事，夫妇分床百日期。

一月不须临洗面，针痕湿着痛微微。五腥酒面周年断，服药平除病本基。

上《龙木论》金针开内障大法，谨按其法，初患眼内障之时，其眼不痛不涩不痒，头不旋不痛，而翳状已结成者，宜金针拨去其翳，如拨云见日而光明也。今具其略于后。

开内障图

圆翳初患时，见蝇飞花发垂蚁，薄烟轻雾，先患一眼，次第相牵，俱圆翳，如油点浮水中，阳看则小，阴看则大。金针一拨即去。

滑翳翳如水银珠，宜金针拨之。

涩翳 翳如凝脂色，宜针拨之。

浮翳 藏形睛之深处，细看方见。宜针深拨之。

---

① 烙：原作"络"，据修敬堂本改。

横翳 横如剑脊，两边薄，中央厚，宜针于中央厚处拨之。

以上五翳，皆先患一目，向后俱损。初患之时，其眼痛涩，头旋额痛，虽有翳状，亦难针拨。独偃月翳、枣花翳、黑水凝翳，微有头旋额痛者，宜针轻拨之。

冰翳 初患时头旋额痛者，眼睑①骨、鼻颊骨痛，目内赤涩。先患一眼，向后翳如冰冻坚白，宜于所过经脉，针其俞穴，忌出血。宜针拨动，不宜强拨。

偃月翳 初患时微微头旋额痛。先患一目，次第相牵俱损，翳一半厚一半薄。宜针，先从厚处拨之。

枣花翳 初患时微有头旋眼涩，眼中时时痒痛，先患一眼，向后俱翳，周围如锯齿，轻轻拨去，莫留短脚。兼于所过之经，针灸其腧。

散翳 翳如酥点，乍青乍白，宜针拨之。

黑水凝翳 初患时头旋眼涩，见花黄黑不定，翳凝结青色，宜针拨之。

惊振翳 头脑被打筑，恶血流入眼内，至二三年成翳，翳白色。先患之眼不宜针，牵损后患之眼宜针之。

虽不痛不痒，其翳黄色、红色者，不宜针拨。翳状破散者，不宜针拨。中心浓重者，不宜针拨。拨之不动者，曰死翳，忌拨。独白翳黄心，宜先服药，后针之。若无翳者，名曰风赤，不宜针。

白翳黄心 翳四边白中心黄者，先服逐翳散，次针足经所过诸

---

① 睑：原作"脸"，据修敬堂本改。

穴，后用金针轻拨。若先患一眼，向后俱损。

乌风 无翳，但瞳人小，三五年内结成翳，青白色，不宜针。视物有花为虚，宜药补，不宜药泻。

肝风 无翳，眼前多见虚花，或白或黑，或赤或黄，或见一物二形，二眼同患，急宜补治，切忌房劳。

五风变 初患时头旋额痛，或一目先患，或因呕吐，双目俱暗，瞳子白如霜。

绿风 初患时头旋额角偏痛，连眼睑眉及鼻颊骨痛，眼内痛涩。先患一眼，向后俱损，无翳，目见花或红或黑。

黑风 初患时头旋额偏痛，连眼睑鼻颊骨痛，眼内痛涩。先患一眼，向后俱损，无翳，眼见黑花。

青风 初患时微有痛涩，头旋脑痛。先患一眼，向后俱损，无翳，劳倦加昏重。

雷头风变 初患时头旋恶心呕吐，先患一目，次第相牵俱损，瞳神或大或小，凝脂结白。

瞳神散大紧小敧仄①

瞳神散大

东垣云：凡心包络之脉，出于心中，代心君行事也。与少阳为表里。瞳子散大者，少阴心之脉挟目系，厥阴肝之脉连目系，心主火，肝主木，此木火之势盛也。其味则

---

① 瞳神散大紧小敧仄（qī zè 七帻）：原缺，据目录补。敧仄，歪斜。元·王祯《野航》诗："小桥敧仄已中断，野航一叶通人行。"

宜苦、宜酸、宜凉。大忌辛辣热物，是泻木火之邪也，饮食中常知此理可也。以诸辛主散，热则助火，故不可食。诸酸主收心气，泻木火也。诸苦泻火热，则益水也。尤忌食冷水大寒之物，此物能损胃气，胃气不行，则元气不生。元气不生，缘胃气下陷，胸中三焦之火及心火乘于肺，上入胸灼髓，火主散溢，瞳子之散大者，以此大热之物，直助火邪，尤为不可食也。药中去茺蔚子，以味辛及主益肝，是助火也，故去之。加黄芩半两，黄连三钱。黄连泻中焦之火，黄芩泻上焦肺火，以酒洗之，乃寒因热用也。亦不可用青葙子，为助阳火也。更加五味子三钱，以收瞳神之散大也。且火之与气，势不两立。故经曰，壮火食气，气食少火，少火生气，壮火散气。诸酸物能助元气，孙真人曰，五月常服五味子，助五脏气，以补西方肺金。又经云，以酸补之，以辛泻之，则辛泻气明矣。或曰药中有当归，其味亦辛甘而不去，何也？此一味辛甘者，以其和血之圣药也。况有甘味，又欲以为乡导①，为诸药之使，故不去也。熟地黄丸。

瞳神散大，而风轮反为窄窄一周，甚则一周如线者，乃邪热郁蒸，风湿攻击，以致神膏游走散坏。若初起即收可复，缓则气定膏散不复收敛。未起内障颜色，而止是散大者，直收瞳神，瞳神收而光自生矣。散大而有内障起

---

① 乡导：即向导。《孙子·军争》："不用乡导者，不能得地利。"

者，于收瞳神药内，渐加攻内障药治之，多用攻内障发药，攻动真气。瞳神难收，病既急者，以收瞳神为先，瞳神但得收复，目即有生意。有何内障，或药或针，庶无失收瞳神之悔。若只攻内障，不收瞳神，瞳神愈散，而内障不退，缓而疑不决治者，二证皆气定而不复治，终身疾矣。大抵瞳神散大，十有七八皆因头风痛攻之害，虽有伤寒、疟疾、痰湿、气怒、忧思、经产、败血等久郁热邪火证，而蒸伤胆中所包精汁，亏耗不能滋养目中神膏，故精液散走而光华失，皆水中隐伏之火发。夫水不足不能制火，火愈胜阴精愈亏，故清纯太和之气皆乖乱，气既乱而精液随之走散矣。凡头风攻散者，又难收如他证，譬诸伤寒、疟疾、痰火等热证，炎燥之火热邪蒸坏神膏，内障来迟，而收亦易敛。若风攻则内障即来，且难收敛而光亦损耳。保命集当归汤。

瞳神紧小

倪仲贤论《强阳搏实阴之病》曰：强者盛而有力也，实者坚而内充也，故有力者强而欲搏，内充者实而自收，是以阴阳无两强亦无两实，惟强与实以偏则病，内搏于身，上见于虚窍也。足少阴肾为水，肾之精上为神水，手厥阴心包络为相火，火强搏水，水实而自收。其病神水紧小，渐小而又小，积渐至如菜子许，又有神水外围，相类虫蚀者，然皆能睹而不昏，但微觉眵瞙羞涩耳。是皆阳气强盛而搏阴，阴气坚实而有御，虽受所搏，终止于边鄙①皮肤也，内无所伤动。治法当抑阳缓阴则愈。以其强耶，故可抑，以其实耶，惟可缓，而弗宜助，助之则反胜。抑阳酒连散主之。大抵强者则不易入，故以酒为之导引，欲其气味投合，入则可展其长，此反治也。还阴救苦汤主之，疗相火药也。亦宜用搐鼻碧云散。

《秘要》云：瞳子渐渐细小如簪脚，甚则小如针，视尚有光，早治可以挽住，复故则难。患者因恣色之故，虽病目亦不忌淫欲，及劳伤血气，思竭心意，肝肾二经俱伤，元气衰弱，不能升运精汁以滋于胆。胆中三合②之精有亏，则所输亦乏，故瞳中之精亦日渐耗损，甚则陷没俱无，而终身疾矣。亦有头风热证，攻走蒸干精液而细小者，皆宜乘初早救，以免噬脐之悔也。

瞳神欹侧

谓瞳神歪斜不正，或如杏仁、枣核、三角、半月也。乃肾胆神膏损耗，瞳神将尽矣。若风轮破损，神膏流绽，致瞳神欹侧者，轮外必有蟹睛在焉。蟹睛虽平，而瞳神不得复圆，外亦结有脂翳，终身不脱。若轮外别无形证，而瞳神欹侧者，必因内伤肾水肝血，胆乏化源，故膏液日耗，而瞳神欲没。甚为可畏，宜急治之。虽难复圆，亦可

---

① 边鄙：靠近边界的地方。出自《国语·吴语》："夫吴之边鄙远者，罢而未至。"

② 三合：谓阴气、阳气、天气相合。

挽住，而免坠尽无光之患。

目昏花

运气目昏有四。一曰风热。经云：少阳①司天之政，风热参布，云物沸腾，太阴横流，寒乃时至，往复之作，民病聋瞑。此风热参布目昏也。

二曰热。经云：少阴在泉，热淫所胜，病目瞑。治以咸寒。此热胜目昏也。

三曰风。经云：岁水不及，湿乃大行，复则大风暴发，目视䀮䀮②。此风胜目昏也。

四曰燥。经云：阳明司天，燥淫所胜，目昧眦伤。治以苦热是也。

经云：肝虚则目䀮䀮无所见，耳泪泪③无所闻，善恐，如人将捕之状。

海藏云：目瞑，肝气不治也。镇肝明目，羊肝丸、补肝散、养肝丸。

许学士④云：《素问》曰：久视伤血。血主肝，故勤书则伤肝，主目昏。肝伤则自生风，热气上腾致目昏。亦不

---

① 少阳：原作"少阴"，据《素问·六元正纪大论》改。
② 䀮䀮（huāng huāng 慌慌）：目不明貌。
③ 泪泪（mì mì 觅觅）：水声。
④ 许学士：即许叔微（1079—1154），字知可，宋真州（今江苏仪征县）白沙人。曾为翰林学士，成年后发愤钻研医学，活人甚众。著有《普济本事方》。

可专服补药，但服益血镇肝明目药。自愈。

经云：胆移热于脑，则辛頞鼻渊，传为衄衊瞑目。《千金方》用牛胆浸槐子，阴干百日，食后每日吞一枚可以治之。

经云：肾足少阴之脉是动则病，坐而欲起，目𥊂𥊂如无所见。又云：少阴所谓起则目𥊂𥊂无所见者，阴内夺，故目𥊂𥊂无所见也。此盖房劳目昏也。左肾阴虚，益本滋肾丸、六味地黄丸。右肾阳虚，补肾丸、八味地黄丸。

刘河间云：目昧不明，热也。然玄府者，无物不有，人之脏腑皮毛，肌肉筋膜，骨髓爪牙，至于世之万物，尽皆有之，乃气出入升降之道路门户也。人之眼耳鼻舌，身意神识，能为用者，皆升降出入之通利也。有所闭塞者，不能为用也。若目无所见，耳无所闻，鼻不闻臭，舌不知味，筋痿骨痹，爪退齿腐，毛发堕落，皮肤不仁，肠胃不能渗泄者，悉由热气怫郁，玄府闭密，而致气液血脉，荣卫精神，不能升降出入故也。各随郁结微甚，而为病之重轻，故知热郁于目，则无所见也。故目微昏者，至近则转难辨物，由目之玄府闭小，如隔帘视物之象也。或视如蝇翼者，玄府有所闭合者也，或目昏而见黑花者，由热气甚而发之于目，亢则害，承乃制，而反出其泪泣，气液眯之，以其至近，故虽微而亦见如黑花也。

楼全善曰：诚哉！河间斯言也。目盲耳聋，鼻不闻臭，舌不知味，手足不能运用者，皆由其玄府闭塞，而神气出入升降之道路不通利。故先贤治目昏花，如羊肝丸，用羊肝引黄连等药入肝，解肝中诸郁。盖肝主目，肝中郁解，则目之玄府通利而明矣。故黄连之类，解郁热也。椒目之类，解湿热也。茺蔚之类，解气郁也。芎归之类，解血郁也。木贼之类，解积郁也。羌活之类，解经郁也。磁石之类，解头目郁，坠邪气使下降也。蔓菁下气通中，理亦同也。凡此诸剂，皆治气血郁结目昏之法。而河间之言，信不诬矣。至于东垣丹溪治目昏，用参芪补血气，亦能明者，又必有说通之。盖目主气血，盛则玄府得利，出入升降而明，虚则玄府无以出入升降而昏，此则必用参芪四物等剂，助气血运行而明也。

倪仲贤论《气为怒伤散而不聚之病》曰：气阳物，类天之云雾，性本动，聚其体也。聚为阴，是阳中之阴，乃离中有水之象。阳外阴内故聚也，纯阳故不聚也。不聚则散，散则经络不收。经曰，足阳明胃之脉，常多气多血。又曰，足阳明胃之脉，常生气生血。七情内伤，脾胃先病，怒，七情之一也。胃病脾病，气亦病焉。阴阳应象大论曰，足厥阴肝主目，在志为怒，怒甚伤肝，伤脾胃则气不聚，伤肝则神水散。何则？神水亦气聚也。其病无眵泪痛痒，羞明紧涩之证，初但昏如雾露中行，渐空中有黑花，又渐睹物成二体，久则光不收，遂为废疾。盖其神水渐散而又散，终而尽散故也。初渐之次，宜以千金磁朱丸主之，镇坠药也。石斛夜光丸主之，羡补药也。益阴肾气丸主之，壮水药也。有热者，滋阴地黄丸主之。此病最难治，饵服上药，必要积以岁月，必要无饥饱劳役，必要驱七情五贼，必要德性纯粹，庶几易效，不然必废。废则终不复治，久病光不收者，亦不复治。一证因为暴怒，神水随散，光遂不收，都无初渐之次，此一得永不复治之证也。又一证为物所击，神水散，如暴怒之证，亦不复治，俗名为青盲者是也。世病者多不为审，第曰目昏无伤，始不经意，及成，世医亦不识，直曰热致，竟以凉药投，殊不知凉药又伤胃，况凉为秋为金，肝为春为木，又伤肝矣，往往致废而后已。病者不悟药之过，犹诿之曰命也。医者亦不自悟，而曰病拙，悲夫。

视瞻昏眇证

谓目内外别无证候，但自视昏眇，蒙昧不清也。有神劳，有血少，有元气弱，有元精亏而昏眇者，致害不一。若人年五十以外而昏者，虽治不复光明。盖时犹月之过望，天真日衰，自然日渐光谢，不知一元还返之道，虽有妙药，不能挽回，故曰不复愈矣。此专言平人视昏，非因目病昏眇之比，各有其因，又当分别。凡目病外障而昏者，由障遮之故。欲成内障而昏者，细视瞳内亦有气色。若有障治愈后昏眇者，因障遮久，滞涩其气，故光隐眊，当培其本而光自发。有目病渐发渐生，痛损经络，血液涩少，故光华亏耗而昏。有因目病治失其中，寒热过伤，及开导针烙炮炙失当，当而失中，伤其血气，耗其光华而昏者。以上皆宜培养根本，乘其初时而治之。久则气脉定，虽治不愈。若目在痛时而昏者，此因气塞火壅，络不和畅而光涩，譬之烟不得透，火反不明。如目暴痛，愈后尚昏者，血未充足，气未和畅也。宜谨慎保养，以免后患。若目病愈久而昏眇不醒者，必因六欲七情、五味四气、瞻视哭泣等故，有伤目中气血精液脉络也。早宜调治，久则虽治亦不愈矣。若人年未五十，目又无痛赤内障之病，及斫丧精元之过，而视昏眇无精彩者，其人不寿。凡人年在富强，而多丧真损元，竭视苦思，劳形纵味，久患头风，素多哭泣，妇女经产损血者，目内外别无证候，只是昏眊，月复月而年复年，非青盲则内障来矣。

睛黄视眇证

风轮黄亮如金色，而视亦昏眇。为湿热重，而浊气熏蒸清阳之气，升入轮中，故轮亦色易。好酒嗜食湿热燥腻之人，每有此疾。与视瞻昏眇证，本病不同。

干涩昏花证

目自觉干涩不爽利，而视物昏花也。乃劳瞻竭视，过虑多思，耽酒恣燥之人，不忌房事，致伤神水，目上必有证如细细赤脉，及不润泽等病在焉。合眼养光良久，则得泪略润，开则明爽，可见水少之故。若不戒谨保养，甚则有伤神水，而枯涩之变生矣。治惟滋阴养水，略带抑火以培其本，本正则清纯之气和而化生之水润。若误认火实，用开烙针泄之治者，则有紧缩细小之患。

起坐生花证

内外别无证候，但其人动作少过，起坐少频，或久坐或久立，久眠久视，便觉头眩目花昏晕也。乃元气弱，阴精亏损，水少液伤，脉络衰疲之咎。怯弱证，阴虚水少，痰火人每多患此。

萤星满目证

自见目前有无数细细红星，如萤火飞伏缭乱，甚则如灯光扫星之状。其人必耽酒嗜燥，劳心竭肾，痰火上升，目络涩滞，精汁为六贼之邪火熏蒸所损，故阳光散乱而飞伏，水不胜火之患。久而不治，内障成矣。非若起坐生花证，与有火人昏花中亦带萤星之轻者。此言其时时屡见萤星之重者耳。

养肝丸、羚羊羌活汤、菊睛丸、明目生熟地黄丸、石决明丸、加减驻景丸、补肾磁石丸、千金神曲丸、三仁五子丸、补肝丸、补肾丸、羚羊角饮①、蕤仁丸、熟干地黄丸、摩顶膏、决明丸、白龙粉、煮肝散、服椒方、芎劳散。

---

① 羚羊角饮：查《杂病证治类方·目·目昏花》，未见羚羊角饮，应为羚羊角散。

暴　盲

平日素无他病，外不伤轮廓，内不损瞳神，倏然盲而不见也。病致有三，曰阳寡，曰阴孤，曰神离。乃否^①塞关格之病，病于阳伤者，缘忿怒暴悖，恣酒嗜辣好燥腻，及久患热病痰火人，得之则烦躁秘渴。病于阴伤者，多色欲悲伤，思竭哭泣太频之故，患则类中风、中寒之起。伤于神者，因思虑太过，用心罔极^②，忧伤至甚，惊恐无措者得之，患则其人如痴騃^③病发之状。屡有因头风痰火，元虚水少之人，眩运发而醒则不见。能保养者，亦有不治自愈。病复不能保养，乃成痼疾。其证最速而异，人以为魇魅^④方犯，鬼神为祟之类，泥于禳祷，殊不知急治可复，缓则气定而无用矣。

丹溪治一老人病目暴不见物，他无所苦，起坐饮食如故，此大虚证也。急煎人参膏二斤，服二日，目方见。一医与青礞石药。朱曰：今夜死矣。不悟此病得之气大虚，不救其虚，而反用礞石，不出此夜必死。果至夜半死。

一男子四十余岁，形实，平生好饮热酒，忽目盲脉

---

①　否（pǐ痞）：闭塞不通。
②　罔极：无穷尽。
③　騃（ái捱）：呆，傻。
④　魇魅：即魇昧。用法术使人受祸或使之神智迷糊。清·纪昀《阅微草堂笔记·滦阳消夏录四》："而世有蛊毒魇魅之术，明载于刑律。"

涩，此因热酒所伤胃气，污浊之血，死在其中而然也。遂以苏木作汤，调人参膏饮之。服二日，鼻内两手掌皆紫黑，曰此病退矣，滞血行矣。以四物加苏木、红花、桃仁、陈皮煎，调人参末服，数日而愈。

一男子五十五岁，九月间早起，忽开眼无光，视物不见，急就睡片时，却能见人物，竟不能辨其何人何物，饮食减平时之半，神思极倦，脉之缓大四至之上，重按则散而无力。朱作受湿治，询之果因卧湿地半个月得此证。遂以白术为君，黄芪、茯苓、陈皮为臣，附子为佐，十余帖而安。

上三方治目暴盲，皆为气脱而用参术追回者也。经云：上焦开发，宣①五谷味，熏肤充身泽毛，若雾露之溉。是谓气。气脱者目不明，即其证也。

青　盲

目内外并无障翳气色等病，只自不见者是。乃玄府幽邃之源郁遏，不得发此灵明耳。其因有二：一曰神失，二曰胆涩。须讯其为病之始，若伤于七情则伤于神，若伤于精血则损于胆，皆不易治，而失神者尤难。有能保真致虚，抱元守一者，屡有不治而愈。若年高及疲病，或心肾不清足者，虽治不愈。世人但见目盲，便呼为青

---

① 宣：原作"宜"，据《灵枢·营卫生会》及修敬堂本改。

盲者，谬甚。夫青盲者，瞳神不大不小，无缺无损，仔细视之，瞳神内并无些少别样气色，俨然与好人一般，只是自看不见，方为此证。若有何气色，即是内障，非青盲也。

雀 盲

俗称也，亦曰鸡盲。本科曰高风内障，至晚不明，至晓复明也。盖元阳不足之病，或曰既阳不足，午后属阴，何未申尚见？子后属阳，何丑寅未明？曰午后虽属阴，日阳而时阴，阳分之阴，且太阳明丽于天，目得其类故明，至酉日没，阴极而瞑。子后虽属阳，夜阴而时阳，阴分之阳，天地晦黑，理之当瞑。虽有月灯而不见者，月阴也，灯亦阴也，阴不能助内之阳，病轻者视亦稍见，病重者则全不见。至寅时阳盛，日道气升而稍明，卯时日出如故。若人调养得宜，神气融和，精血充足，阳光复盛，不治自愈。若不能爱养，反致丧真，则变为青盲内障，甚则有阴阳乖乱，否塞关格为中满而死者。食以牛猪之肝，治以补气之药即愈，益见其元气弱而阳不足也。

倪仲贤论《阳衰不能抗阴之病》：或问曰，人有昼视通明，夜视罔见，虽有火光月色，终不能睹物者，何也？答曰，此阳衰不能抗阴之病，谚所谓雀盲者也。《黄帝生气通天论》曰，自古通天者，生之本，本于阴阳。天地之间，六合①之内，其气九州九窍，五脏十二节，皆通乎天气。又曰，阴阳者，一日而主外，平旦人气生，日中而阳气隆，日西而阳气已虚，气门乃闭。又曰，阳不胜其阴，则五脏气争，九窍不通是也。问曰，阳果何物耶？答曰，凡人之气，应之四时者，春夏为阳也；应之一日者，平旦至昏为阳也；应之五脏六腑者，六腑为阳也。问曰，阳何为而不能抗阴也？答曰，人之有生，以脾胃中州为主也。《灵兰秘典》曰，脾胃者，仓廪之官，在五行为土，土生万物，故为阳气之原。其性好生恶杀，遇春夏乃生长，遇秋冬则收藏。或有忧思恐怒，劳役饥饱之类，过而不节，皆能伤动脾胃。脾胃受伤，则阳气下陷，阳气下陷，则于四时一日，五脏六腑之中，阳气皆衰。阳气既衰，则于四时一日，五脏六腑之中，阴气独盛，阴气既盛，故阳不能抗也。问曰，何故夜视罔见？答曰，目为肝，肝为足厥阴也。神水为肾，肾为足少阴也。肝为木，肾为水，水生木，盖亦相生而成也。况怒伤肝，恐伤肾，肝肾受伤，亦不能生也。昼为阳，天之阳也，昼为阳，人亦应之也，虽受忧思恐怒，劳役饥饱之伤，而阳气下陷，遇天之阳盛阴衰之时，我之阳气虽衰，不得不应之而升也，故犹能昼视通明。夜为阴，天之阴也，夜为阴，人亦应之也，既受忧思恐怒，劳役饥饱之伤，而阳气下陷，遇天阴盛阳衰之

---

① 六合：四方上下，谓之六合。

时，我之阳气既衰，不得不应之而伏也，故夜视罔所见也。问曰，何以为治？答曰，镇阴升阳之药，决明夜灵散主之。三因蛤粉丸。

《千金方》地肤子五钱，决明子一升，二味为末，以米饮汁和丸。食后服二十丸至三十丸，日日服至瘥止。

苍术四两，米泔水浸一宿，切作片，焙干为末，每服三钱。猪肝二两，批开，掺药在内，用麻线缚定，粟米一合①，水一碗，砂锅内煮熟熏眼，候温临卧服，大效。

又方，苍术一两。捣罗为末。每服一钱，不计候。

真睛膏损

此证乃热伤真水，以致神膏缺损。若四围赤甚痛极者，由络间瘀滞，火燥了神膏。若凝脂翳碎坏神膏而缺者，是热烂了神膏，为病尤急。若四围不甚赤痛，不是凝脂所损者，为害稍缓，乃色欲烦躁，恣辛嗜热之故，大略是蒸郁，烁损了肝胆络分之病。其状风轮有证，或痕或粆，长短大小不一，或粆小如针刺伤者，或粆大如簪脚刺伤者，或痕如指甲刻伤者，或风轮周匝有痕长甚者。凡有此等，皆系内有郁滞，热蒸之甚，烁坏了神膏之故。急须早治，勿使深陷为窟而蟹睛突出。若至深大，纵蟹睛未出而翳满，亦有白晕如冰瑕翳等病结焉。乃药气填补其膏，故有

---

① 合：古计量单位，十合为一升。

此瘕，若久服久点，方得水清膏复。若治少间怠，则白晕终身难免，浅小者方得如故，深大者亦有微微之迹。盖神膏乃先天二五精气妙凝，自然至清至粹者，今以后天药物之气味而补其缺损，乃于浊中熏陶其含蕴之清也，非识鉴之精，需以岁月，鲜能复其初焉。

膏伤珠陷

谓目珠子觉低陷而不鲜绽也。非若青黄牒出诸漏等病，因损破膏流水耗而瓤低之比。盖内有所亏，目失其养，源枯络伤，血液耗涩，精膏损涸之故。所致不一，有恣色而竭肾水者，有嗜辛燥而伤津液者，有因风痰湿热久郁而蒸损精膏者，有不当出血而误伤经络，及出血太过以致膏液不得滋润涵养者，有哭损液汁而致者，有因窍因漏泄其络中真气，及元气弱不能升载精汁运用者。大抵系元气弱，而膏液不足也。凡人目无故而自低陷者，死期至矣。若目至于外有恶证，内损精膏者不治。

神水将枯

视珠外神水干涩而不莹润，最不好识，虽形于言不能妙其状。乃火郁蒸膏泽，故精液不清，而珠不莹润，汁将内竭，虽有淫泪盈珠，亦不润泽。视病气色，干涩如蜒蝣①唾涎之光，凡见此证，必有危急病来。治之缓失，则神膏干涩，神膏干涩则瞳神危矣。夫神水为目之机要，其病幽微，人不知之，致变出危证，而救之已迟。其状难识，非心志巧眼力精，虽师指不得尽其妙。若小儿素有疳证，粪如鸭溏，而目疾神水将枯者死。五十以外人，粪如羊屎，而目病神水将枯者死。热结膀胱证，神水将枯者，盖下水热蒸不清，故上亦不清，澄其源而流自清矣。一云瞳神干缺证，其睛干涩，全无泪液，或白或黑，始则疼痛，后来稍定而黑不见，此证不可治疗，宜泻胆散。

辘轳转关

目病六气不和，或有风邪所击，脑筋如拽，神珠不待人转，而自蓦然察上，蓦然察下，下之不能上，上之不能下，或左或右，倏易无时。盖气搏激不定，筋脉振惕，缓急无常，被其牵拽而为害。轻则气定脉偏而珠歪，如神珠将反之状，甚则翻转而为瞳神反背矣。天门冬饮子、泻肝散、聚宝丹、雄猪散、牛蒡子丸、还睛丸、退血散。

双目睛通

亦曰睊②目。《甲乙经》云：睊目者，水沟主之。此证谓幼时所患目珠偏斜，视亦不正，至长不能愈者。患非一

---

① 蜒蝣（yán yòu 颜又）：又名蛞蝓，俗名鼻涕虫。
② 睊（juàn 卷）：目偏视。

端，有因脆嫩之时目病，风热攻损，脑筋急缩者；有因惊风天吊，带转筋络，失于散治风热，遂致凝滞经络而定者；有因小儿眠之牖①下亮处，侧视久之，遂致筋脉滞定而偏者。凡有此病，急宜乘病嫩，血气未定治之。若至长，筋络血气已定，不复愈矣。此专言幼患至长不可医者，非神珠将反急病之比。

神珠将反

谓目珠不正，人虽要转而目不能转。乃风热攻脑，筋络被其牵缩紧急，吊偏珠子，是以不能运转。甚则其中自闻刮聒②有声时响。血分有滞者，目亦赤痛。失治者，有反背之患。与双目睛通初起状相似而不同。

瞳神反背

因六气偏胜，风热搏急，其珠斜翻侧转，白向外而黑向内也。药不能疗，止用拨治，须久久精熟，能识其向人何眦，或带上带下之分，然后拨之，则疗在反掌。否则患者徒受痛楚，医者枉费心机。今人但见目盲内障，或目损风水二轮，坏而膏杂，白掩黑者，皆呼为瞳神反背，谬矣。夫反背实是斜翻，乌珠向内，岂有珠正向外，而可谓之反背者哉。

---

① 牖（yǒu 有）：窗户。
② 聒（guō 郭）：声音嘈杂。

青黄牒出

风轮破碎，内中膏汁叠出也。不治者，甚则膏尽珠瓣。有因自破牒出，而火气得以舒泄，内外不治，致气定而胀出不收者。有医以寒凉逐退内火，外失平治，滞定为凸起者，乃不治之病。初起由风热攻击及撞损真膏等害，血气瘀滞亢极，攻碎神珠，神珠之中，膏汁俱已溃烂而出，纵有妙手，不复可救，但可免其瓣凸而已。珠上膏水斑杂结为翳，状如白混障者，南人呼为白果，即华元化复生，何能为也。

珠中气动

视瞳神深处，有气一道，隐隐袅袅而动，状若明镜远照一缕清烟也。患头风痰火，病郁久火胜搏激，动其络中真一之气，游散飘耗，急宜治之。动而定后光冥者，内证成矣。

倒睫拳毛

眼睫毛倒卷入眼中央是也。久则赤烂，毛刺于内，神水不清，以致障结，且多碍涩泪出之苦。人有拔去剪去者，有医以夹板腐去上睥者，得效虽速，殊不知内病不除，未几复倒。譬之草木，粪壤枯瘦则枝叶萎垂，即朝摘黄叶，暮去枯枝，徒伤其本，徒速其槁，不若培益粪壤，滋调水土，本得培养，则向之黄者翠而垂者耸矣。夹之一治，乃劫法耳。其经久睥坏而宽甚者，药攻甚迟，不得已而夹去之，内当服药以治其本，不然，未几而复宽睫矣。拔剪之法，未闻其妙。屡有内多湿热，外伤风邪，致烂弦极丑，一毛俱无。如风疾者，有毛半断者，有夹而复睫，云是尚宽复夹，至于三四，目亦急缩细小，徒损无益，终莫之悟，愚之甚也。

倪仲贤论《内急外弛之病》曰：阴阳以和为本，过与不及，病皆生焉。急者紧缩不解也，弛者宽纵不收也。紧缩属阳，宽纵属阴，不解不收皆为病也。手太阴肺，为辛为金也，主一身皮毛，而目之上下，睫之外者，亦其属也。手少阴心为丁，手太阳小肠为丙，丙丁为火，故为表里，故分上下，而目之上下，睫之内者，亦其属也。足厥阴肝为乙，乙为木，其脉循上睫之内，火其子也，故与心合。心肝小肠三经受邪，则阳火内盛，故上下睫之内紧缩而不解也。肺金为火克，受克者必衰，衰则阴气外行，故目之上下，睫之外者，宽纵而不收也。上下睫既内急外弛，故睫毛皆倒而刺里，睛既受刺，则深赤生翳，此翳者，睛受损也。故目所病者皆具，如羞明沙涩，畏风怕日，沁①烂，或痛或痒，生眵流泪之证俱见。有用药夹施于上，睫之外者，欲弛者急，急者弛，

---

① 沁（qìn 侵）：渗入，浸润。

而睫毛无倒刺之患者，非其治也。此徒能解厄于目前，而终复其病也。何则？为不审过与不及也，为不能除其原病也。治法当攀出内睑向外，速以三棱针乱刺出血，以左手大指甲迎其针锋。后以黄芪防风饮子主之，无比蔓荆子汤主之，决明益阴丸主之，菊花决明散主之，搐鼻碧云散亦宜兼用。如是则紧缩自弛，宽纵渐急，或过不及，皆复为和。药夹之治，慎勿施也。徒为苦耳，智者审之。

泻肝散、洗刀散、石膏羌活散、五蜕还光丸、皂角丸、五蜕散、青黛散。

以无名异①末掺卷纸中，作燃子点着，至药末处吹杀，以烟熏之自起。

蚕沙一两，虢丹②五钱，慢火熬成膏，入轻粉五分，熬黑色，逐时汤泡洗。

摘去拳毛，用虱子血点入眼内，数次即愈。

---

① 无名异：别名土子、黑石子，为结核状软锰矿石。《本草纲目·石部·金石之三·无名异》："宋《开宝》。……主治金疮折伤内损，止痛，生肌肉。"宋《开宝》意即该药出处为宋代《开宝本草》。

② 虢（guó 国）丹：即铅丹。《本草纲目·金石部·金石之一·铅丹》："《本经》下品。……能解热拔毒，长肉去瘀，故治恶疮肿毒，及入膏药，为外科必用之物也。"

睥　病①

睥急紧小

谓眼楞紧急缩小，乃倒睫拳毛之渐也。

若不曾治而渐自缩小者，乃膏血精液涩耗，筋脉紧急之故。若治而急小者，治之之故，患者多因睥宽倒睫，枷去上睥，失于内治，愈后复倒复枷，遂致精液损而脉不舒，睥肉坏而血不足，目故急小。有不当割导而频数开导，又不能滋其内，以致血液耗而急小者。凡因治而愈者，若不乘时滋养，则络定气滞，虽治不复愈矣。

神效黄芪汤。有翳，拨云汤。小角偏紧，连翘饮子。

楼全善云：阳虚则眼楞紧急，阴虚则瞳子散大。故东垣治眼楞紧急，用参芪补气为君，佐以辛味疏散之，而忌芍药五味子之类，酸收是也。治瞳子散大，用地黄补血为君，佐以酸味收敛之，而忌茺蔚子、青葙子之类是也。

睥肉粘轮

目内睥之肉与气轮相粘不开，难于转运。有热燥血涌者，目必赤痛。有热退血散，失于治疗者，其状虽粘，必白珠亦痛，止须用劆割之治。若赤痛时生粘者，必有瘀

---

① 睥病：原缺此标题，据目录补。

滞，宜渐导渐劙。如别病虽退，而粘生不断，亦须劙割渐开，仍防热血复粘生合，须用药时分之。<small>排风散。</small>

胞肉胶粘证

两睥腻沫粘合难开，夜卧尤甚，轻则如胶粘刷，重则结硬，必得润而后可开也。其病重在睥肺湿热之故。夫肺主气，气化水为泪，泪为热击而出，邪热蒸之，浑浊不清，出而为脾土燥湿所滞，遂阻腻凝结而不流，燥甚则结硬而痛。故当以清凉滋润为主。虽有障在珠，亦是水不清内滞之故，非障之愆①。久而不治，则有疮烂之变，内则有椒疮、粟疮，羞明瘀滞等证生矣。

睥翻粘睑证

乃睥翻转贴在外睑之上，如舌舐唇之状。乃气滞血涌于内，皮急系吊于外，故不能复转。有自病壅翻而转，有因翻睥看病，为风热搏滞，不得复返而转。大抵多风湿之滞所致。故风疾人患者多，治亦难愈。非风者易治。宜用劙剔开导之法②。

睥轮振跳

谓目睥不待人之开合而自牵拽振跳也。乃气分之病，属肝脾二经络牵振之患。人皆呼为风，殊不知血虚而气不顺，非纯风也。若有湿烂及头风病者，方是风邪之故。久

---

① 愆（qiān 千）：罪过，过失。
② 法：原作"去"，据修敬堂本改。

而不治，为牵吊败坏之病。

血瘀睥泛

谓睥内之肉紫瘀浮泛，如臭血坏泛之状，其色紫晕泛起，甚则细细如泡，无数相连成片。盖睥络血滞，又不忌火毒燥腻，致积而不散，其血皆不莹泽而瘀泛，睥内肉坏或碎睥出血，因而冒风，风伤其血，血滞涩而睥肉不得润泽，此乃久积之病也，非比暴疾。治以活血为上，甚者方以劫治，轻者止用杀伐之治足矣。

睥虚如球

谓目睥浮肿如球状也。目尚无别病，久则始有赤丝乱脉之患。火重甚，皮或红，目不痛。湿痰与火夹搏者，则有泪，有眦烂之候。乃火在气分之虚证，不可误认为肿如杯覆，血分之实病。以两手掌擦热，拭之少平，顷复如故，可见其血不足，而虚火壅于气也。

风沿烂眼

丹溪云：风沿眼系上膈有积热，自饮食中挟怒气，而成顽痰痞塞，浊气不降，清气不上升，由是火益炽而水益降，积而久也。眼沿因脓溃而肿，于中生细小虫丝，遂年久不愈而多痒者是也。用紫金膏，以银钗脚揩去油腻点之。试问若果痒者，又当去虫，以绝根本。盖紫金膏只是去湿与去风凉血而已。若前所谓饮食挟怒成痰，又须更与防风通圣散，去硝黄，为细末，以酒拌匀，晒干，依法服之。禁诸厚味及大料物，方尽诸法之要。

风弦赤烂证

乃目睥沿赤烂垢腻也。盖血虚液少，不能滋养睥肉，以致湿热滞于睥络，常时赤烂如是者，非若迎风因邪乘虚之比。久而不治，则拳毛倒入，损甚则赤烂湿垢而拳毛皆坏。若先有障而后赤烂者，乃经络涩滞，神水不清而烂，治其障，通其脉络而自愈。有因毛倒而拔剪，损动精液，引入风邪，以致坏烂，各因其源而浚之。一法劫治以小烙铁卷纸，蘸桐油烧红烙之，烂湿而痒者，颇获其效。若失于内治，终难除根。

迎风赤烂证

谓目不论何风，见之则赤烂，无风则否。与风弦赤烂入睥络之深者不同。夫风属木，木强土弱，弱则易侵，因邪引邪，内外夹攻，土受木克，是以有风则病，无风则愈。赤烂者，木土之正病耳。赤者木中火证，烂者土之湿证。若痰若湿盛者，烂胜赤。若火若燥盛者，赤胜烂。心承肺承者，珠亦痛赤焉。此专言见风赤烂之患，与后章迎东、迎西、迎风冷热泪证，入内之深者，又不同。

眦赤烂证

谓赤烂唯眦有之，目无别病也。若目有别病而赤烂者，乃因别火致伤其眦，又非此比。赤胜烂者火多，乃劳心忧郁，忿悖无形之火所伤。烂胜赤者湿多，乃恣燥嗜酒，哭泣过多，冒火冲烟，风热熏蒸，有形所伤。病属心络，甚则火盛水不清而生疮于眦边也。要分大小二眦，相火君火，虚实之说。

洗刀散、菊花通圣散内服。黄连散洗。炉甘石散点。二蚕沙①，香油浸月余，重绵滤过点。紫金膏用水飞过，虢丹蜜多水少，文武火熬，以器盛之，点。

治眼赤瞎，以青泥蛆淘净，晒干末之。仰卧合目，用药一钱，放眼上，须臾药行，待少时去药，赤瞎自无。

东垣云：目眶②赤烂岁久，俗呼赤瞎是也。常以三棱针刺目外，以泄湿热。立愈。

治风弦烂眼秘穴：大骨空，在手大指第二节尖，灸九壮，以口吹火灭；小骨空，在手小指二节尖，灸七壮，亦吹火灭。

目泪不止

《灵枢》：黄帝曰：人之哀而泣涕者，何气使然？岐伯曰：心者，五脏六腑之主也。目者，宗脉之所聚也，上液之道也。口鼻者，气之门户也。故悲哀愁忧则心动，心动则五脏六腑皆摇，摇则宗脉感，宗脉感则液道开，液道开故涕泣出焉。液者，所以灌精濡空窍者也，故上液之道开

---

① 二蚕沙：即蚕沙。
② 眶：原作"瞳"，据《兰室秘藏》卷上《眼耳鼻门·内障眼论》改。

则泣，泣不止则液竭，液竭则精不灌，精不灌则目无所见矣。故命曰夺精。补天柱经侠颈。

又云：五脏六腑，心为之主，耳为之听，目为之视，肺为之相，肝为之荣，脾为之卫，肾为之主外。故五脏六腑之津液，尽上渗于目。心悲气并则心系急，心系急则肺举，肺举则液上溢。夫心系与肺不能常举，乍上乍下，故咳而泣出矣。

《素问·解精微论》曰：厥则目无所见。夫人厥则阳气并于上，阴气并于下。阳并于上则火独光也。阴并于下则足寒，足寒则胀也。夫一水不胜五火，故目眦盲，是以气冲风泣下而不止。夫风之中目也，阳气内守于精，是火气燔目，故见风则泣下也。有以比之，夫火疾风生乃能雨，此之类也。

肝为泪。

运气泪出，皆从风热。经曰：厥阴司天之政，三之气，天政布，风乃时举，民病泣出是也。

张子和曰：凡风冲泪出，俗言作冷泪者，非也。风冲于内，火发于外，风热相搏，由是泪出，内外皆治可愈。治外以贝母一枚白腻者，加胡椒七粒，不犯铜铁研细，临卧点之。治内以当归饮子服之。

经云：风气与阳明入胃，循脉而上至目内眦，则寒中而泣出。此中风寒泪出也。河间当归汤主之。

东垣云：水附木势，上为眼涩，为眵为冷泪，此皆由肺金之虚，而肝木寡于畏也。

迎东证

谓目见东南二风则涩痛泪出，西北风则否。与迎风赤烂、迎风泪出末同而本异。各证不论何风便发，此二证则有东西之别，以见生克虚实之为病。迎风之泪，又专言其泪，不带别病，而本病之深者，又非迎东迎西有别病之比，故治亦不同。迎东与迎西又不同，迎东乃肝之自病，气盛于血，发春夏者多，非若迎西因虚受克而病发也。

迎西证

谓目见西北二风则涩痛泪出，见东南风则否。乃肝虚受克之病，秋冬月发者多。治当补肝之不足，抑肺之有余。

迎风冷泪证

不论何时何风，见则冷泪交流。若赤烂障翳者，非也。乃水木二家血液不足，阴邪之患，与热泪带火者不同。久而失治，则有内障视眇等阴证生焉。与无时冷泪又不同，此为窍虚因邪引邪之患，无时冷泪则内虚，胆肾自伤之患也。

迎风热泪证

不论何时何风，见之则流热泪。若有别证及分风气者，非也。乃肝胆肾水木之精液不足，故因虚窍不密，而风邪引出其泪，水中有隐伏之火发，故泪流而热。久而不治反有触犯者，则变为内障，如萤星满目等证也。

无时冷泪证

目不赤不痛，苦无别病，只是时常流出冷泪，甚则视而昏眇也，非比迎风冷泪因虚引邪病尚轻者。盖精液伤耗，肝胆气弱膏涩，肾水不足，幽隐之病已甚。久而失治，则有内障青盲，视瞻昏眇之患。精血衰败之人，性阴毒及悲伤哭泣久郁者，又如产后悲泣太过者，每多此疾。且为患又缓，人不为虑，往往罹其害，而祸成也，悔已迟矣。

无时热泪证

谓目无别病，止是热泪不时常流也。若有别病而热泪流出者，乃火激动其水，非此病之比。盖肝胆肾水耗而阴精亏涩，及劳心竭意，过虑深思，动其火而伤其汁也。故血虚膏液不足人，哭泣太伤者，每每患此。久而失治触犯者，变为内障。因其为患微缓，故罹害者多矣。

肝虚，还睛补肝丸、枸杞酒、二妙散。

肝实，洗肝汤、羚羊角散。

肝热，决明子方、凉胆丸。

风热，羌活散、青葙子丸。

风冷，羌活散。

风湿，菊花散、蝉蜕饼子、川芎丸。

外点真珠散、乳汁煎。

食盐如小豆大，内目中，习习①去盐，以冷水洗目瘥。

开元铜钱一百文，背上有月者更妙，甘草去皮三钱，青盐一两半，于白磁②器内，用无根水一大碗，浸七日，每着一盏洗。无力换。洗到十日，约添甘草、青盐，每日洗三次。忌食五辛驴马鸡鱼荤酒。治冷泪久而眼昏。

乌鸡胆汁临卧点眼中，治迎风冷泪不止。

乌贼鱼骨研极细末，点目中，治无时热泪。

目中溜火，恶日与火，隐涩，小角紧，久视昏花，迎风有泪，连翘饮子主之。

气壅如痰证

睥内如痰，白沫稠腻甚多，拭之即有者，是痰火上壅，睥肺湿热所致。故好酒嗜燥悖郁者，每患此疾。若觉睥肿及有丝脉虬赤者，必滞入血分，防瘀血灌睛等变生矣。

目疮疣

《内经》运气目眦疡有二。一曰热。经云：少阴司天之政，三之气，大火行，寒气时至，民病目赤眦疡。治以

---

① 习习：徐徐。

② 磁：通"瓷"。《五杂俎·物部》："今俗语窑器谓之磁器者，盖河南磁州窑最多，故相沿名之。"

寒剂是也。二曰燥。经云：岁金太过，民病目赤痛^①眦疡。又云：阳明司天，燥淫所胜，民病目眯眦疡。治以温剂是也。

实热生疮证

轻重不等，痛痒不同。重则有堆积高厚，紫血脓烂而腥臭者，乃气血不和，火实之邪，血分之热尤重。如瘀滞之证，膏溷^②水浊，每每流于脾眦成疮，血散而疮自除。勤劳湿热人每患脾眦成疮。无别痛肿证者，亦轻而无妨，若火盛疮生，堆重带肿痛者，又当急治，恐浊气沿于目内而病及于珠。若先目病后生疮，必是热沿他经。凡见疮生，当验部分，以别内之何源而来，因其轻重治之。

椒疮证

生于脾内，累累如疮，红而坚者是也。有则沙擦开张不便，多泪而痛，今人皆呼为粟疮，误矣。粟疮亦生在脾，但色黄软而易散。此则坚而难散者。医者率以龙须、灯心^③等物，出血取效，效虽速，不知目以血为荣，血损而光华有衰弱之患。轻则止须善治，甚重至于累累连片砭

---

① 痛：原作"肿"，据《素问·气交变大论》改。

② 溷（hùn 混）：混浊。

③ 龙须、灯心：二药味甘、淡，性平或微寒，具利尿通淋、清热安神之效。《本草纲目·草部·草之四·灯心草》："宋《开宝》。……灯心草即龙须之类。但龙须紧小而瓢实，此草稍粗而瓢虚白。"

磞^①，高低不平，及血瘀滞者，不得已而导之。中病即止，不可太过，过则血损，恐伤真水，失养神膏。大概用平熨之法。退而复来者，乃内有瘀滞，方可量病渐导。若初治便用开导者，得效最速，切莫过治。

粟疮证

生于两睑，细颗黄而软者是。今人称椒疮为粟疮，非也。椒疮红而坚，有则碍睛，沙涩不便，未至于急。粟疮见若目痛头疼者，内必有变证，大意是湿热郁于土分为重。椒疮以风热为重。二证虽皆属于血分，一易散，一不易散，故治亦不同。有素好湿热燥腻者，亦有粟疮，若睛虽赤而痛不甚者，虽有必退，与重者不同。又不可误认为玉粒，玉粒乃淡黄色，坚而消迟，为变亦迟者。

睑生痰核证

乃睑外皮肉有赘如豆，坚而不疼。火重于痰者，皮或色红，乃痰因火滞而结。此生于上睑者多，屡有不治自愈。有恣嗜辛辣热毒，酒色斫丧之人，久而变为瘿漏重疾者，治亦不同。若初起劫治，则顷刻平复矣。

木疳证 <small>前见</small>

火疳证

生于睥眦气轮，在气轮为害尤急。盖火之实邪在于金

---

① 磞磜：疑为"疙瘩"。

部，火克金，鬼贼之邪，故害最急。初起如椒疮，榴子一颗小而圆，或带横长而圆如小赤豆，次后渐大，痛者多，不痛者少。不可误认为轮上一颗如赤豆之证，因瘀积在外易消者，此则从内而生也。

土疳证

谓睥上生毒，俗呼偷针眼是也。有一目生又一目者，有止生一目者。有邪微不出脓血而愈者，有犯触辛热燥腻，风沙烟火，为漏为吊败者，有窍未实，因风乘虚而入，头脑俱肿，目亦赤痛者。其病不一，当随宜治之。

巢氏[①]曰：凡眼内眦头忽结成疱，三五日间便生脓汁，世呼为偷针。此由热气客在眦间，热搏于津液所成。但其势轻者，小小结聚，汁溃热歇乃瘥。谨按：世传眼眦初生小疱，视其背上即有细红点如疮，以针刺破，眼时即瘥，故名偷针，实解太阳经结热也。人每试之有验。然巢氏但具所因，而不更分经络，其诸名实所过者多矣。治偷针眼方，南星，生为末三钱，生地黄不拘多少，一处研成膏，贴太阳两边，肿自消。又方，生姜捣细盒之，泪出即愈。

金疳证

初起与玉粒相似，至大方变出祸患，生于睥内，必碍珠涩痛，以生障翳。生于气轮者，则有珠痛泪流之苦，子

---

① 巢氏：巢元方，生活于隋唐年间，籍贯、生卒年均不详。主持编撰《诸病源候论》。

后午前阳分气升之时尤重，午后入阴分则病略清宁。久而失治，违戒反触者，有变漏之患。

水疳证

忽然一珠生于睥眦气轮之间者多，若在风轮，目必破损，有虚实大小二证。实者小而痛甚，虚者大而痛缓。状如黑豆，亦有横长而圆者，与木疳相似，但部分稍异，色亦不同。黑者属水，青绿蓝碧者属木。久而失治必变为漏。头风人每有此患。风属木，肝部何以病反属水，盖风行水动，理之自然。头风病目每伤瞳神，瞳神之精膏被风攻郁，郁久则火胜，其清液为火击散走，随其所伤之络结滞为疳也。疳因火滞，火兼水化，化因邪胜不为之清润，而反为之湿热，湿热相搏而为漏矣。故水疳属肾与胆也。

倪仲贤论《血气不分混而遂结之病》曰：轻清圆健者为天，故首象天；重浊方厚者为地，故足象地；飘腾往来者为云，故气象云；过流循环者为水，故血象水。天降地升，云腾水流，各宜其性，故万物生而无穷。阳平阴秘，气行血随，各得其调，故百骸理而有余。反此则天地不降升，云水不腾流，各不宜其性矣。反此则阴阳不平秘，气血不行随，各不得其调矣。故曰人身者，小天地也。《难经》云，血为荣，气为卫，荣行脉中，气行脉外，此血气分而不混，行而不阻也明矣。故如云腾水流之不相杂也。大抵血气如此，不欲相混，混则为阻，阻则成结，结则无所去还，故隐起于皮肤之中，遂为疣病。然各随经络而见，疣病自上眼睫而起者，乃手少阴心脉、足厥阴肝脉血气混结而成也。初起时但如豆许，血气衰者，遂止不复长，亦有久止而复长者。盛者则渐长，长而不已，如杯如盏，如碗如斗，皆自豆许致也。凡治在初，须择人神不犯之日，大要令病者食饱不饥，先汲冷井水洗眼如冰，勿使气血得行，然后以左手持铜箸按眼睫上，右手翻眼皮令转，转则疣肉已突，换以左手大指按之，勿令得动移，复以右手持小眉刀尖略破病处，更以两手大指甲捻之令出，则所出者如豆许小黄脂也，恐出而根不能断，宜更以眉刀尖断之，以井水再洗，洗后则无恙。要在手疾为巧，事毕须投以防风散结汤，数服即愈。此病非手法则不能去，何则？为血气初混时，药自可及，病者则不知其为血气混也，比①结则药不能及矣，故必用手法去。去毕则又以升发之药散之。药手皆至，庶几了事。

漏　睛

眦头结聚生疮，流出脓汁，或如涎水粘睛上下，不痛，仍无翳膜。此因心气不宁，并风热停留在睑中。宜服五花丸、白薇丸。

歌曰：原因风热睑中停，凝结如脓似泪倾，驱毒除风

---

① 比：及，等到。

无别病，黄连膏子点双睛。合用糖煎散、三和散、密蒙花散。

倪仲贤论《热积必溃之病》曰：积者，重叠不解之貌。热为阳，阳平为常，阳淫为邪，常邪则行，行则病易见，易见则易治，此则前篇淫热之病也。深邪则不行，不行则伏，因伏而又伏，日渐月聚，势不得不为积也，积已久，久积必溃，溃始病见，病见则难治，难治者非不治也。为邪积久，此溃已深。何则？溃犹败也，知败者，庶可以救。其病隐涩不自在，稍觉眊矂，视物微昏，内眦穴开窍如针，目按之则沁沁脓出，有两目俱病者，有一目独病者。目属肝，内眦属膀胱，此盖一经积邪之所致也，故曰热积必溃之病，又曰漏睛眼者是也。竹叶泻经汤主之。大便不硬者，减大黄，为用蜜剂解毒丸主之。不然药误病久，终为祸害。

大眦漏证

大眦之间生一漏，时流血水，其色紫晕，肿胀而疼。病在心部，火之实毒。治法宜补北方，泻南方。

小眦漏证

小眦间生一漏，时流血，色鲜红。病由心包络而来，相火横行之候。失治则神膏损而明丧矣，当于北方中补而抑之。

阴漏证

不论何部生漏，但从黄昏至天晓则痛胀流水，作青黑色，或腥臭不可闻，日间则稍可，非若他证之长流。乃幽阴中有伏隐之火，随气升而来，故遇阴分即病重。治当温而清之。

阳漏证

不论何部分生漏，但日间胀痛流水，其色黄赤，遇夜则稍可，非若他漏长流也。治当补正气，清金火。

正漏证

有漏生于风轮，或正中，或略偏，病至此目亦危矣。若初发破浅，则流出如痰白膏，犹为可救。至于日久而深，则流出青黑膏汁，损及瞳神，即有金丹妙药，难挽先天二五元精①，丧明必矣。病属肝肾二部，目窍于肝主于肾，故曰正漏耳。

偏漏证

漏生在气轮，金坚而位傍，为害稍迟，故曰偏漏。其流如稠浊白水，重则流脓，久而失治，水泄膏枯，目亦损矣。

外漏证

生于两眦之外，或流脓或流稠臭水，胀痛则流出，不胀则略止，其害目迟于各漏。久而失治，则眦坏气泄，膏水耗损，目亦坏矣。

---

① 二五元精：指阴阳五行化生之精气。

窍漏证

乃目傍窍中流出薄稠水，如脓腥臭，拭之即有，久则目亦模糊也。人嗜燥耽酒，痰火湿热者，每患此疾。久而不治，亦有暗伤神水，耗涩神膏之害。与气壅如痰相似，彼轻此重，如痰乃在外水不清，睑内欲出不得出者，此则从内邪气熏蒸而出，欲罢不能者。治亦深浅迟速不同。

能远视不能近视

东垣云：能远视不能近视者，阳气有余阴气不足也，乃血虚气盛。血虚气盛者，皆火有余，元气不足；火者，元气、谷气、真气之贼也。元气之来也徐而和，细细如线；邪气之来也紧而强，如巨川之水不可遏也。

海藏云：目能远视，责其有火；不能近视，责其无水。法当补肾，地芝丸主之。

《秘要》云：阴精不足，阳光有余，病于水者，故光华发见散乱，而不能收敛近视。治之在心肾，心肾平则水火调，而阴阳和顺，阴阳和顺则收敛发用各得其宜。夫血之所化为水，在身为津液，在目为膏汁。若贪淫恣欲，饥饱失节，形脉甚劳，过于悲泣，皆斫耗阴精，阴精亏则阳火盛，火性炎而发见，阴精不能制伏挽回，故越于外而远照，不能治之而反触激者，有内障之患。

能近视不能远视

东垣云：能近视不能远视者，阳气不足阴气有余，乃气虚而血盛也。血盛者，阴火有余也；气虚者，元气虚弱也，此老人桑榆①之象也。

海藏云：目能近视，责其有水；不能远视，责其无火。法宜补心，局方定志丸主之。

《秘要》云：此证非谓禀受生成近觑②之病，乃平昔无病，素能远视而忽然不能者也。盖阳不足，阴有余，病于火者，故光华不能发越于外，而偎敛近视耳。治之在胆肾，胆肾足则神膏厚，神膏厚则经络润泽，经络润泽则神气和畅而阳光盛矣。夫气之所用谓之火，在身为运用，在目为神光。若耽酒嗜燥，头风痰火，忿怒暴悖者，必伤神损气，神气弱必发用衰，发用衰则经络涩滞，经络涩滞则阴阳偏胜，而光华不能发达矣。

目妄见

《灵枢·大惑论》：帝曰：予尝上清冷之台，中阶而顾，匍匐而前则惑。予私异之，窃内怪之，独瞑独视，安

---

① 桑榆：比喻晚年，垂老之年。《文选·曹植〈赠白马王彪〉诗》："年在桑榆间，影响不能追。"李善注："日在桑榆，以喻人之将老。"
② 近觑：近视。

心定气，久而不解，独搏①独眩，披发长跪，俯而视之，复久之不已也。卒然自止②，何气使然？岐伯曰：五脏六腑之精气，皆上③注于目而为之精。精之窠为眼，骨之精为瞳子，筋之精为黑眼，血之精为络，其窠气之精为白眼，肌肉之精为约束，裹撷筋骨血气之精而与脉并为系，上属于脑，后出于项中。故邪中于项，因逢其身之虚，其入深，则随眼系以入于脑，入于脑则脑转，脑转则引目系急，目系急则目眩以转矣。邪中其精，其精所中不相比也则精散，精散则视歧，故见两物。

又云：目者，五脏六腑之精也，荣卫魂魄之所常营也，神气之所生也。故神劳则魂魄散，志意乱。是故瞳子黑睛法于阴，白眼赤脉法于阳也，故阴阳合转而睛明也。目者，心之使也，心者，神之舍也，故神精乱而不转，卒然见非常处，精神魂魄散不相得，故曰惑也。帝曰：予疑其然。予每之东苑，未曾不惑，去之则复，予唯独为东苑劳神乎？何其异也？岐伯曰：不然也。心有所喜，神有所恶，卒然相感则精气乱，视误故惑，神移乃复，是故间④者为迷，甚者为惑。

《素问》云：夫精明者，所以视万物，别白黑，审长

① 搏：校本同，《太素》卷二十七作"转"，眩晕之意，与下文"目系急则目眩以转"义合。"搏"义难通，当是"转"之讹也。
② 止：原作"上"，据《甲乙经》卷十二及《太素》卷二十七改。
③ 上：原脱，据《灵枢·大惑论》补。
④ 间：原作"闻"，据《灵枢·大惑论》及修敬堂本改。

短。以长为短，以白为黑，如是则精衰矣。_{东垣益气聪明汤}之类主之。

神光自见证

谓目外自见神光出现，每如电闪掣，甚则如火焰霞明，时发时止，与视瞻有色之定者不同。乃阴精亏损，清气怫郁，玄府太伤，孤阳飞越，神光欲散，内障之重者。非若萤星痰火之轻也。

黑夜精明证

夫人体天地之阴阳，昼明夜晦，理之常也。今晦冥之中倏忽见物，是背于阴阳矣。乃水火不交，精华关格，乖乱不和，阳光飞越之害，不能培养阴精，以留制阳光，而自以为精华之盛，至于光坠而盲始悔之，不已晚乎。

视正反邪①证

谓物本正，而目见为邪也。乃阴阳偏胜，神光欲散之候。阳胜阴者，因恣辛嗜酒怒悖，头风痰火气伤之病。阴胜阳者，因色欲哭泣，饮味经产血伤之病。此内之玄府郁滞有偏，而气重于半边，故发见之火亦偏而不正耳。治用培其本而伐其标，久而失治，内障成焉。

《云麓漫抄》云②：淮南陈吉老，儒医也。有富翁子

---

① 邪：同"斜"。《贾子道术》："方直不曲谓之正，反正为邪。"

② 云麓漫抄云：自此下至"富翁厚为之酬"一段文字，系"视正反斜证"病例，原错简在"视定反动"之后，今移此。

忽病，视正物皆以为斜，几案书席之类，排设整齐，必更移令斜，自以为正，以至书写尺牍，莫不皆然。父母甚忧之，更历数医，皆不谙其疾，或以吉老告，遂以子往求治。既诊脉后，令其父先归，留其子，设乐开宴，酬劝①无算，至醉乃罢。扶病者坐轿中，使人舁②之，高下其手，常令倾倒，展转久之，方令登榻而卧，达旦酒醒，遣之归家，前日斜视之物皆理正之。父母跃然而喜，且询治之之方。吉老云：令嗣无他疾，醉中尝闪倒，肝之一叶搭于肺上不能下，故视正物为斜。今复饮之醉，则肺胀展转之间，肝亦垂下矣。药安能治之哉？富翁厚为之酬。

视定反动证

谓物本定，而目见为动也。乃气分火邪之害，水不能救之故。上旋眩运，振掉不定，光华欲坠，久则地石亦觉振动而不定，内障成矣。恣酒嗜燥，头风痰火人，阴虚血少者，屡有此患。

视物颠倒证

谓目视物皆振动而倒植也，譬之环舞后定视，则物皆移动而倒植。盖血气不正，阴阳反复，真元有伤，阴精衰

---

① 酬劝：亦作"酧劝"，劝酒。明·吴承恩《宿田家》诗："徘徊竟日夕，酬劝礼数拙。"

② 舁（yú 余）：共同抬东西。

弱，阳邪上干，虚眩而运掉。有一年数发，有一月数发者。若发一视倒而视冥不醒者，神光坠矣。须因其所发时令，及别其因虚、因风、因痰、因火而治之。若以风眩不足为虑，反斫丧而激触者，内障之患终莫能逃。

《九灵山房集》云：元末四明①有吕复②，别号沧洲翁，深于医道。临川③道士萧云泉，眼中视物皆倒植，请治于复。复问其因，萧曰，某尝大醉，尽吐所饮酒，熟睡至天明，遂得此病。复切其脉，左关浮促，即告之曰，尝伤酒大吐时，上焦反覆，致倒其胆腑，故视物皆倒植，此不内外因而致内伤者也。法当复吐，以正其胆。遂以藜芦、瓜蒂为粗末，用水煎之，使平旦顿服，以吐为度，吐毕视物如常。

视一为二证

谓一物而目视为二，即《内经》所谓视歧也。乃精华衰乱，偏隔败坏，病在肾胆，肾胆真一之精不足，而阳光失其主倚，故视一为二。若目赤痛者，乃火壅于络，阴精不得升运以滋神光，故反为阳邪错乱神光而歧其视，譬诸目痛时，见一灯火为二三灯也。

许学士云：荀牧仲尝谓予曰，有人视一物为两，医

---

① 四明：浙江旧宁波府的别称。

② 吕复：吕复（1332—1394），字仲善，号易窗，谥文恭。明代著名史学家。江西兴国人。

③ 临川：位于江西省东部、抚河中游。

作肝气盛，故见一为二。服泻肝药皆不验，此何疾也。予曰，孙真人曰，《灵枢》有云，目之系上属于脑，后出于项中云云，则视歧，故见两物也。令服驱风入脑药得愈。

视瞻有色证

非若萤星云雾二证之细点长条也，乃目凡视物有大片，甚则通行，当因其色而别其证以治之。若见青绿蓝碧之色，乃肝肾不足之病，由阴虚血少，精液衰耗，胆汁不足，气弱而散，故视亦见其色。怯弱证人，眼前每见青绿色，益见其阴虚血少之故也。若见黄赤者，乃火土络有伤也，痰火湿热人，每有此患。夫阴虚水少，则贼火得以燥烁，而清纯太和之气为之乖戾不和，故神光乏滋运之化源，而视亦因其本而见其色也，因而不能滋养，反有触犯者，内障生焉。若见白色者，病由金分元气有伤，及有痰沫阻滞道路者，皆有此患。若视有大黑片者，肾之元气大伤，胆乏所养，不久盲矣。

视赤如白证

谓视物却非本色也。因物着形之病，与视瞻有色空中气色不同。或观太阳若冰轮，或睹灯火反粉色，或视粉墙如红如碧，或看黄纸似绿似蓝等类。此内络气郁，玄府不和之故。当因其色而别之，以知何脏腑乘侮之为病而施治。

光华晕大证

谓视日与灯烛皆生红晕也，甚则通红，而人物在灯光之下亦大矣。皆是实火阳邪发越于上之害，诸络必有滞涩，轻者晕小而淡，重者晕大而浓。治虽外证已退，目视尚有晕者，阳邪未平，阴精未盛，犹宜滋养化源而克制其火耳。

《道山清话》云：张子颜少卿晚年常目光闪闪，然中有白衣人如佛相者，子颜信之弥谨，乃不食肉，不饮酒，然体瘠而多病矣。一日从汪寿卿求脉，寿卿一见大惊，不复言，但投以大丸数十，小丸千余粒，祝曰，十日中服之当尽，却以示报。既如期，视所见白衣人，衣变黄而光无所见矣。乃欲得肉食，又思饮酒，又明日俱无所见，觉气体异他日矣。乃诣寿卿以告，寿卿曰，吾固知矣，公脾初受病，为肺所乘，心，脾之母也，公既多疑，心气不固，自然有所睹，吾以大丸实其脾，小丸补其心，肺为脾之子，既不能胜其母，其病自愈也。

《北梦琐言》曰：有少年苦眩运眼花，常见一镜子。赵卿诊之曰，来晨以鱼鲙奉候。及期延于内，从容久饥，候客退方得攀接，俄而台上施一瓯①芥醋，更无他味，少年饥甚，闻芥醋香径啜之，逡巡②再啜，遂觉胸中豁然，

---

① 瓯（ōu 欧）：小盆。

② 逡（qūn 夋）巡：有所顾虑而徘徊不前。

眼花不见。卿曰，郎君吃鱼鲙太多，芥醋不快，又有鱼鳞在胸中，所以眼花，故权诳①而愈其疾也。

视直如曲证

《梦溪笔谈》云：有一人家妾，视直物如曲，弓弦界尺之类，视之皆如钩，医僧奉真亲见之。

目闭不开

足太阳之筋为目上纲，足阳明之筋为目下纲，热则筋纵目不开。

目直视

视物而目睛不转动者是也。若目睛动者，非直视也。伤寒直视者，邪气壅盛，冒其正气，使神气不慧，脏腑之气不上荣于目，则目为之直视。伤寒至于直视，为邪气已极，证候已逆，多难治。经曰：衄家不可发汗，发汗则额上陷，脉紧急，直视不能眴②，不能眠。以肝受血而能视，亡血家肝气已虚，目气已弱，又发汗亡阳，则阴阳俱虚所致，此虽错逆，其未甚也。逮狂言反目直视，又为肾绝，直视摇头又为心绝，皆脏腑气脱绝也。直视谵语喘满者死，下利者亦死。又剧者发狂则不识人，循

---

① 权诳（kuáng 狂）：暂且哄骗。
② 眴（xuàn 绚）：目摇动。

衣摸床，惕而不安，微喘直视，脉弦涩者死，皆邪气盛而正气脱也。

《素问》曰：少阳终者，其百节纵，目睘绝系。王注曰：睘①，谓直视如惊貌睘音琼。目系绝，故目不动而直视。

目上视

经云：瞳子高者，太阳不足。戴眼者，太阳已绝。太阳之脉其终也，戴眼反折瘛疭②。
针灸法见中风。

目为物所伤

倪仲贤论曰：志于固者，则八风③无以窥其隙，本于密者，则五脏何以受其邪。故生之者天也，召之者人也，虽生弗召，莫能害也，为害不已，召之甚也。《生气通天论》曰，风者，百病之始也，清静则肉腠闭拒，虽有大风苛毒，弗之能害。《阴阳应象论》曰，邪风之至，疾如风雨，故善治者治皮毛。夫肉腠固皮毛密，所以为害者，安从来也。今为物所伤，则皮毛肉腠之间为隙必甚，所伤之际，岂无七情内移，而为卫气衰惫之原，二者俱召，风安

---

① 睘（qióng 琼）：眼睛直视。
② 瘛疭（chì zòng 赤纵）：同瘛疭，即痉挛。
③ 八风：指八方之风。

得不从。故伤于目之上下左右者，则目之上下左右俱病，当总作除风益损汤主之。伤于眉骨者，病自目系而下，以其手少阴有隙也，加黄连，除风益损汤主之。伤于额者，病自抵过而上，伤于耳中者，病自锐眦而入，以其手太阳有隙也，加柴胡，除风益损汤主之。伤于额交巅耳上角及脑者，病自内眦而出，以其足太阳有隙也，加苍术，除风益损汤主之。伤于耳后耳角耳前者，病自客主人斜下，伤于颊者，病自锐眦而入，以其手少阳有隙也，加枳壳，除风益损汤主之。伤于头角耳前后及目锐眦后者，病自锐眦而入，以其足少阳有隙也，加龙胆草，除风益损汤主之。伤于额角及巅者，病自目系而下，以其足厥阴有隙也，加五味子，除风益损汤主之。诸有热者，更当加黄芩，兼服加减地黄丸。伤甚者，须从权，倍加大黄，泻其败血。《六节藏象论》曰，肝受血而能视。此盖滋血养血复血之药也，此治其本也。又有为物暴震，神水遂散，更不复治，故并识之于此。

惊振外障前见

惊振内障证

因病目再被撞打，变成内障，日夜疼痛淹淹①，障子赤膜绕目，不能视三光，亦如久病内障。宜补肝丸、补肾丸、石决明丸及皂角丸合生熟地黄丸。

---

① 淹淹：昏暗貌。

物损真睛证

谓被物触打，径在风轮之急者，物大则状大，物小则状小，有黄白二色，黄者害速，白者稍迟。若尖细之物，触伤浅小者，可治可消。若粗厉之物，伤大而深及缺损神膏者，虽愈亦有瘢痕。若触及破膏者，必有膏汁，或青黑色，或白色如痰者流出，为害尤急。纵然急治，瞳神虽在，亦难免欹侧之患。绽甚而瞳神已去者，不治。物有尖小而伤深膏破者，亦有细细黑颗如蟹睛出，愈后有瘢。且如草木刺、金石屑、苗叶尖、针尖触在风轮，浅而结颗，黄者状如粟疮，急而有变，白者状如银星，为害稍缓。每见耘苗人、竹木匠，往往误触竹丝、木屑、苗叶在风轮而病者。若飞扬之物，重大而打破风轮者，必致青黄牒出，轻而膏破者，膏汁流出黑颗为蟹睛。又轻而伤浅者，黑膏未出，有白膏流出状如稠痰，凝在风轮，欲流不流，嫩白如凝脂者，此是伤破神珠外边上层气分之精膏也。不可误认为外障。若视昏者，瞳神有大小欹侧之患，久而失治，目必枯凸。大凡此病不论大小黄白，但有泪流赤胀等证者，急而有变，珠疼头痛者尤急。素有痰火风湿斫丧之人，病已内积，未至于发，今因外伤而激动，其邪乘此为害，痛甚便涩者最凶。又如木竹芒刺，误触断在风轮膏内者，必晓夜胀痛难当，急宜取出。物若粗大入深者，于此损处必有膏出为蟹睛，治亦有瘢。取迟，膏水滞结障生者，物去而治障，障自退。障若大而厚者，虽退亦有迹。失取而攻损瞳神者，不治。若刺伤断在气轮皮内，取迟者，必有瘀血灌胀，取去物而先导之，后治余证。大抵此证，物尖细者，伤亦小，易退而全好，粗大者，伤亦大，难退而有迹。小者能大，大者损目，风轮最急，气轮次之。其小物所触浅细者，年少精强，及善于护养，性情纯缓之人，亦有不治而愈者，必其内外别无他证也。

振胞瘀痛证

谓偶被物撞打，而血停滞于睑眦之间，以致胀痛也。缓而失治，则胀入珠内，瘀血灌睛，而睛有损坏之患，状亦与胀如杯覆同。外治开导，敷治亦同，内治不同。盖胀如杯覆，因火从内起而后壅滞，此因外触凝滞，脉道阻塞而后灌及神珠，或素有痰火风邪，因而激动，乘虚为患。又当验其形证丝络，各随其经而治之。

触伤真气证

乃被物撞打而目珠痛，痛后视复如故，但过后渐觉昏冥也。盖打动珠中真气，络涩滞而郁遏，精华不得上运，损及瞳神而为内障之急。若初觉昏暗，速治之，以免内障结成之患。若疾已成，瞳神无大小欹侧者，犹可拨治，内宜调畅气血，无使凝滞。此证既成，即惊振内障。

飞丝入目证

谓风飏游丝偶然撞入目中而作痛也。若野蚕蜘蛛木虫之丝，患尚迟。若遇金蚕老鹳丝，其目不出三日迸裂。今人但患客风暴热、天行赤热、痛如针刺，一应火实之证，便呼为天丝眼，不知飞丝入目，乃人自知者，但回避不及，不意中被其入也。入目之时，亦自知之，倏然而痛，泪涌难开，岂可以之混治他证乎。

治飞丝入目方，头垢点入眼中。

柘树浆点了，绵裹箸头，蘸水于眼上，缴拭涎毒。

火麻子一合杵碎，井水一碗浸搅，却将舌浸水中，涎沫自出，神效。一方用茄子叶碎杵，如麻子法尤妙。

飞丝入眼，眼肿如眯，痛涩不开，鼻流清涕，用京墨浓磨，以新笔涂入目中，闭目少时，以手张开，其丝自成一块，看在眼白上，却用绵轻轻惹①下则愈。如未尽再涂。

物偶入睛证

谓偶然被物落在目中而痛也。凡人被物入目，不可乘躁便擦，须按住性，待泪来满而擦，则物润而易出。如物性重及有芒刺不能出者，急令人取出，不可揉擦，擦则物愈深入而难取。若入深须翻上睥取之，不取则转运阻碍，气滞血凝而病变。芒刺金石棱角之物，失取碍久及擦重者，则坏损轮膏，如痕㽷凝脂等病，轻则血瘀水滞，为痛为障等病，有终不得出而结于睥内者，必须翻而寻看，因其证而治之。此与眯目飞扬不同。飞扬细沙擦眯已成证

---

① 惹：沾。

者，此则未成证。若已成证，则大同小异，终彼轻而此重也。

眯目飞扬证

因出行间风吹沙土入目，频多揩拭，以致气血凝滞而为病也。初起涩涩赤脉，次后泪出急涩，渐渐重结为障翳。然有轻重赤白，亦因人之感受血气部分，或时令之寒热不同耳。或变或不变，亦随人之戒触所致。当辨形证，别经络而施治。

治眯目，盐与豉置水中浸之，视水其渣立出。

物落眼中，用新笔蘸缴出。又方，浓研好墨点眼，立出。

治稻麦芒入眼，取蛴螬①，以新布覆目上，待蛴螬从布上摩之，其芒出着布上。

伤寒愈后之病

倪仲贤曰：伤寒病愈后，或有目复大病者，以其清阳之气不升，而余邪上走空窍也。其病隐涩赤胀，生翳羞明，头脑骨痛，宜作群队升发之剂，饵②之数服斯③愈。《伤寒论》曰，冬时严寒，万类深藏，君子固密，不伤于

---

① 蛴螬（qí cáo 奇曹）：金龟甲的幼虫。《本草纲目·虫部·虫之三·蛴螬》："《本经》中品。……主治恶血血瘀，痹气破折，血在胁下坚满痛，月闭，目中淫肤、青翳。"

② 饵：服食。

③ 斯：则。

寒。触冒之者，乃名伤寒。其伤于四时之气者，皆能为病。又《生气通天论》曰，四时之气，更伤五脏。五脏六腑一病，则浊阴之气不得下，清阳之气不得上，今伤寒时病虽愈，浊阴清阳之气犹未来复，浊阴清阳之气未复，故余邪尚炽不休，走上而为目之害也。是以一日而愈者，余邪在太阳；二日而愈者，余邪在阳明；三日而愈者，余邪在少阳；四日而愈者，余邪在太阴；五日而愈者，余邪在少阴；六日而愈者，余邪在厥阴。七日而复，是皆清阳不能出上窍，而复受其害也。当为助清阳上出则愈，人参补阳汤主之，羌活胜风汤主之，加减地黄丸主之，搐鼻碧云散亦宜用也。忌大黄、芒硝苦寒通利之剂，犯之不可复治。

妊娠目病

其病多有余。要分血分、气分，气分则有如旋胪泛起、瞳神散大等证，血分则有如瘀血凝脂等病。盖其痞隔阴阳涩滞与常人不同。为病每多危急，人不知虑，屡见临重而措手不及者，内伐又恐伤胎泄气，不伐又源不澄，病不去，将奈何吁？能知其胎系固否，善施内护外劫之治，则百发百中矣。

产后目病

产则百脉皆动，气血俱伤，太虚不足，邪易以乘，肝部发生之气甚弱，血少而胆失滋养，精汁不盛，则目中精膏气液皆失化源，所以目病者多。然轻重内外不同，有劳瞻竭视，悲伤哭泣，而为无时冷热泪、内障昏眇等证。有窍不密，引入风邪，为湿烂头风者。有因虚沐发，湿气归脑而为内障诸病者。有因虚劳役，恣辛嗜热及患热病，而伤目血为外障者。皆内不足所致。善知爱护者，疾微而不变，不知保养，反纵斫丧，则变重不一。大抵产后病宜早治，莫待其久，久则气血定而病深，治亦不易。其外证易知者，人皆知害而早治，其内证害缓者，人多忽之，比其成也，为无及之，悔者多矣。参看目痛条，亡血过多之病。

因风证

谓患风病人目疾也。风在五行为木①，在脏为肝，在窍为目，本乎一气。久风则热胜，热胜则血弱，风久必郁，郁则火生，火性炎上，故患风人未有目不病者。然各因其故而发，有日浅而郁未深，为偏喝歪斜者；有入脾而脾反湿胜而赤烂者；有血虚筋弱而振搐者；有不禁反伤精神，及恣燥嗜热助邪，乖乱清和融纯之气，氤郁而为内障者；有风盛血滞，结为外障如努肉等证者；加以服饵香燥之药，耽酒纵辛，阴愈亏而火愈烁，病变瘀变重者。治各因其证而伐其本，内外常劫不同。大抵风病目者，当去风

---

① 木：原作"术"，据九思堂本改。

为先，不然目病虽退而复来，虽治至再至三，风不住，目病终无不发之理。

因毒证

谓人生疮疡肿毒累及目病也。夫六阳火燥有余，水不能制，致妄乱无拘，气滞血壅而始发疮疡肿毒，火性炎上，目窍高，火所从泄，浊能害清，理之自然。肝胆清净，融和之府，疮毒痈疽，浊乱之邪，邪既炽盛，侵搅清和，因素斫丧，肝肾有亏，阴虚血少，胆之精汁不光，化源弱而目络少滋，故邪得乘虚入目而为害。若病目正在病毒之时，治毒愈而目亦愈。若毒愈而目不愈者，乃邪入至高之深处，难以自退，当浚其流，澄其源。因而触激，甚者有瘀滞之变。

因他证

谓因患别病而害及目也。所致不同，有阴病而阴自伤，有阳病而阳自损，有寒病热药太过伤其神气，有热病寒药太过耗其精血。补者泻之，泻则损其元；泻者补之，补则助其邪。针砭之泄散真气，炮炙之激动火邪。实实虚虚，损不足益有余之故不同，亦各因人触犯感受，脏腑经络衰旺，随其所因而入为病，内外轻重不等，当验其标而治其本。譬如伤寒阳证，热郁蒸损瞳神，内证也；热盛血滞，赤痛泪涩者，外证也。阴证脱阳目盲，内证也；服姜附温热之剂多而火燥赤涩者，外证也。疟疾之热损瞳神，内证也；火滞于血而赤涩，外证也。泻利后昏眇，为谷气乏，土府清纯之气伤，不能发生长养，津液耗而膏汁不得滋润，内证也；山岚瘴气目昏者，邪气蒙蔽正气，外证也。蛊胀中满赤痛者，阴虚难制阳邪，内证也；气证多怫郁，弱证多昏花，皆内证也；痰证之腻沫，火证之赤涩，皆外证也。余仿此。

梦灵丸、明目生熟地黄丸合皂角丸、芜蔚子丸。

痘疹余毒证

痘疹为毒最重，为自禀受以来，蕴积恶毒深久之故，古称曰百岁疮。谓人生百岁之中，必不能免。一发则诸经百脉清纯太和之气，皆为其扰乱一番，正气大虚，而邪得以乘之，各因所犯而为疾。况目又清纯之最者，通于肝胆，肝胆为清净之府，邪正不并立，今受浊邪熏灼，则目有失发生长养之源，而病亦易侵，皆由人不能救而且害之之故也。或于病中食物太过，怀藏太暖，误投热药，多食甘酸而致病者。或于病后因虚未复，恣食辛辣燥腻，竭视劳瞻，好烘多哭，冲冒风沙烟瘴而致病者。有为昏蒙流泪之内证者，有为赤烂星障之外证者，有余邪蕴积为凝脂、黄膜、花翳、蟹睛等证之重而目㿠凸者，有余邪偶流为赤丝、羞明、微星、薄翳等证之轻而病自消者。轻重浅深，亦各随人之犯受所患不一，当验其证而审其经以治之，不可执一，反有激变之祸。盖痘疹之后，人同再造，比之常人不同，若有所误，贻害终身。行斯道者，宜加谨焉。大抵治之早则易退而无变，迟则虽无变，恐血气凝定，即易治之，证亦退迟矣。今人但见痘后目疾便谓不治，不知但瞳神不损者，纵久远亦有可治之理。惟久而血定精凝，障翳沉滑涩损者，则不治耳。

倪仲贤云：癍疹余毒所害者，与风热不制之病稍同而异，总以羚羊角散主之。便不硬者减硝黄，未满二十一日而病作者，消毒化癍汤主之。

海藏云：东垣先生治癍后风热毒，翳膜气晕遮睛，以泻青丸子泻之大效，初觉易治。

余详见痘疹门。

时复证

谓目病不治，忍待自愈，或治失其宜，有犯禁戒，伤其脉络，遂致深入，又不治之，致搏夹不得发散之故。或年之月，月之日，如花如潮，至期而发，至期而愈，久而不治，及因激发，遂成大害。未发者，问其所发之时令，以别病本在何经位。已发者，当验其形证丝脉以别其何部分，然后治之。

杂病证治类方

目

目　痛

补肝散《简易》　治肝虚目睛疼，冷泪不止，筋脉痛及羞明怕日。

夏枯草五钱　香附子一两

上为末，每服一钱，腊茶调下，服无时。

《本事方》治睛疼难忍者。

川当归　防风　细辛　薄荷各等分

上为末，每服二钱，麦门冬熟水调下，食后、日午、夜卧各一服。

止痛散《保命》　治两额角痛，目睛痛，时见黑花及目赤肿痛，脉弦，作内障也，得之于饥饱劳役。

柴胡一两半　甘草炙，七钱半　瓜蒌根二两　当归一两黄芩四两，一半酒浸，一半炒　生地黄一两

上为粗末，每服三钱，水一盏半，姜三片，枣一枚，临卧热服。小便不利加茯苓、泽泻各五钱。

桔梗丸《保命》　治太阳经卫虚血实，目肿赤，睑重，

头中湿淫肤翳①，睛痛肝风盛，眼黑肾虚。

桔梗一斤　牵牛头末二两

上为细末，炼蜜丸，如桐子大。每服四五十丸至一百丸，食前温水下，日二次。

柴胡复生汤《原机》　治红赤羞明，泪多眵少，脑巅沉重，睛珠痛应太阳，眼睫无力，常欲垂闭，不敢久视，久视则瘆②疼，翳陷下，所陷者或圆或方，或长或短，如缕、如锥、如凿。

柴胡六分　苍术　茯苓　黄芩各半钱　薄荷　桔梗　炙甘草　白芍药各四分　羌活　独活　藁本　蔓荆子　川芎白芷各三分半　五味子二十粒

水二盏，煎至一盏，去滓，食后热服。

上方以藁本、蔓荆子为君，升发阳气也；川芎、白芍、羌活、独活、白芷、柴胡为臣，和血补血疗风，行厥阴经也；甘草、五味子为佐，为协诸药敛脏气也；薄荷、桔梗、苍术、茯苓、黄芩为使，为清利除热，去湿分上下，实脾胃二土，疗目中赤肿也。此病起自七情五贼，劳役饥饱，故使生意③下陷不能上升，今主以群队升发，辅以和血补血导入本经，助以相协收敛，用以清利除热，实脾胃也。睛珠痛甚者，当归养荣汤主之。

---

① 肤翳（yì义）：眼病。《杂病源流犀烛》卷二十二："若眼睛上但有物如蝇翅之薄，则谓之肤翳，此翳之轻者。"

② 瘆：酸疼，同"酸"。

③ 生意：生机。

当归养荣汤 治睛珠痛甚不可忍，余治同上。

白芍药　熟地黄　当归　川芎各一钱　羌活　防风
白芷各七分半

上煎服法同上。

上方以七情五贼，劳役饥饱，重伤脾胃。脾胃者，多血多气之所，脾胃受伤则血亦病，血养睛，睛珠属肾，今生意已不升发，又复血虚不能养睛，故睛痛甚不可忍。以防风升发生意，白芷解利引入胃经为君；白芍药止痛，益气通血，承接上下为臣；熟地黄补肾水真阴为佐；当归、川芎行血补血，羌活除风，引入少阴经为使。血为邪胜，睛珠痛者，及亡血过多之病，俱宜服也。服此药后，睛痛虽除，眼睫无力，常欲垂闭不减者，助阳活血汤主之。

助阳活血汤 治眼睫无力，常欲垂闭，余治同上。

黄芪　炙甘草　当归　防风各五分　白芷　蔓荆子各四分　升麻　柴胡各七分

水二盏，煎至一盏，去滓，稍热服。

上方以黄芪治虚劳，甘草补元气为君；当归和血补血为臣；白芷、蔓荆子、防风主疗风，升阳气为佐；升麻导入足阳明、足太阴脾胃，柴胡引至足厥阴①肝经为使。心火乘金，水衰反制者，亦宜服也。有热者，兼服黄连羊肝丸。

---

① 阴：原作"经"，据文义改。

黄连羊肝丸　治目中赤脉红甚眵多，余治同上。

黄连①　白羯羊②肝一个

先以黄连研为细末，将羊肝以竹刀刮下如糊，除去筋膜，入擂盆中研细，入黄连末为丸，如梧子大。每服三五十丸，加至七八十丸，茶清汤下。忌猪肉及冷水。

上方以黄连除热毒明目为君，以羊肝，肝与肝合，引入肝经为使。不用铁器者，金克木，肝乃木也，一有金气，肝则畏而不受。盖专治肝经之药，非与群队者比也。肝受邪者，并皆治之。睛痛者加当归。

决明益阴丸　治畏日恶火，沙涩难开，眵泪俱多，久病不瘥者，并皆治之，余治同上。

羌活　独活　归尾酒制　五味子　甘草炙　防风各五钱　石决明煅，三钱　草决明　黄芩　黄连酒制　黄柏　知母各一两

上为末，炼蜜丸，桐子大。每服五十丸，加至百丸，茶汤下。

上方以羌活、独活升清阳为君；黄连去热毒，当归尾行血，五味收敛为臣；石决明明目磨障，草决明益肾疗盲，防风散滞祛风，黄芩去目中赤肿为佐；甘草协和诸药，黄柏助肾水，知母泻相火为使。此盖益水抑火之药

---

①　黄连：原方无剂量。查《原机启微》等，应为一两。

②　羯（jié竭）羊：被阉割后的公羊。《本草纲目·兽部·兽之一·羊》："去势曰羯羊。"

也。内急外弛之病，并皆治之。

加减地黄丸　除风益损汤俱见为物所伤

龙脑黄连膏　搐鼻碧云散俱见目赤

当归补血汤《原机》　治男子衄血、便血，妇人产后崩漏亡血过多，致睛珠疼痛，不能视物，羞明酸涩，眼睫无力，眉骨太阳俱各酸痛。

当归　熟地黄各六分　川芎　牛膝　白芍药　炙甘草
白术　防风各五分　生地黄　天门冬各四分

水二盏，煎至一盏，去滓，稍热服。恶心不进食者，加生姜煎。

上方专补血，故以当归、熟地黄为君；川芎、牛膝、白芍药为臣，以其祛风续绝定痛而通补血也；甘草、白术大和胃气，用以为佐；防风升发，生地黄补肾，天门冬治血热，谓血亡生风燥，故以为使。

滋阴地黄丸见目昏

选奇汤①见头痛

抵圣散　治目偏风牵疼痛。

荆芥穗二两　芎䓖　羌活去芦　楮实麸炒　木贼各一两
甘草炙，半两

上为细末，每服二钱，食后茶清调服。

---

①　选奇汤：炙甘草（夏月生用）、羌活、防风各三钱，酒黄芩（冬月不用）一钱。为粗末，每服五钱，水煎去滓，食后服。治眉棱骨痛。

菊花散《本事》 治肝肾风毒，热①气上冲，眼痛。

甘菊花 牛蒡子炒 各八两 防风三两 白蒺藜去刺，一两 甘草一两五钱

上为细末，每服二钱，熟水调下，食后临卧。

泻青丸② 治眼暴发赤肿疼痛。见头痛。

洗肝散《和剂》 治风毒上攻，暴作赤目，肿痛难开，瘾涩眵泪。

薄荷叶 当归 羌活 防风 山栀仁 甘草炙 大黄 川芎各二两

上为细末，每服二钱，食后熟水调下。

四物龙胆汤海藏 治目赤，暴作云翳，疼痛不可忍。

四物汤各半两 羌活 防风各三钱 草龙胆酒拌炒焦 防己各二钱

上水煎服。

本事地黄丸 治风热上攻，眼目涩痛，不可服补药者。

熟地黄一两半 黄连 决明子各一两 没药 菊花 防风 羌活 肉桂 朱砂各半两

细末，蜜丸梧子大。每服三十丸，食后熟水下。

桑白皮散 治肺气壅塞，毒热上攻眼目，白睛肿胀，

---

① 热：原脱，据《本事方》卷五菊花散方补。

② 泻青丸：一名泻肝丸。当归（去芦焙称）、草龙胆（焙称）、川芎、栀子、川大黄（煨）、羌活、防风（去芦）。上各等分为末，炼蜜为丸，鸡头大，每服一丸。煎竹叶汤同砂糖温化下。

日夜疼痛，心胸烦闷。

桑白皮　玄参　川升麻　旋覆花_{去枝梗}　赤芍药　杏仁　甘菊花_{去枝梗}　甜葶苈_炒　防风_{去芦}　黄芩　枳壳_{去瓤①，麸炒}　甘草_{炙。各一两}

上咬咀，每服四钱，水一盏半，生姜三片，煎至八分，去滓，食后温服。

大黄丸　治白睛肿胀，痛不可忍。

大黄_{剉，炒}　蔓荆子_{去皮}　甘菊花　土瓜根　防风_{去叉}　陈皮_{去白}　青皮_{去瓤}　黄连_{去须}　前胡　丹参　吴蓝②　萎蕤_{各一两}　决明子_{微炒}　冬瓜子　青葙子　地肤子　车前子_{各一两半}

上为细末，炼蜜和丸，如梧桐子大。每服三十丸，食前用温酒送下。

玄参丸　治肺脏积热，白睛肿胀，遮盖瞳人，开张不得，赤涩疼痛。

玄参　川升麻　汉防己　羚羊角屑　沙参　车前子栀子仁　桑根白皮　杏仁_{汤浸，去皮尖，双仁，麸炒黄。各一两}　大麻仁　川大黄_{微炒。各一两半}

上为细末，炼蜜和丸，如桐子大。每服二十丸，食后

---

①　瓤：原作"穰"，据文义改。
②　吴蓝：蓝草的一种。《本草纲目·草部·草之五·蓝》："《本经》上品。……蓝凡五种，各有主治……吴蓝长茎如蒿而花白，吴人种之。……填骨髓，明耳目，利五脏，调六腑，通关节，治经络中结气，使人健少睡，益心力。"

以温水送下，临卧时再服。

泻肺汤 治暴风客热外障，白睛肿胀。

羌活 玄参 黄芩各一两半 地骨皮 桔梗 大黄 芒硝各一两

上剉碎，每服五钱，水一盏，煎至五分，去滓，食后温服。

朱砂煎 治眼白睛肿起，赤涩疼痛。

朱砂细研 杏仁汤浸，去皮尖 青盐各二钱半 马牙硝细研 黄连研末。各半两

上研匀，绵裹，以雪水三合浸一宿，滤入磁盒中，每用以铜箸点之。

洗眼青皮汤 治眼白睛肿起，赤磣痛痒。

青皮去粗皮 桑根白皮 蕤蕤各一两 川大黄 玄参 栀子仁 青盐汤澄下。各半两 竹叶一握

以水二大盏，煎至一盏半，入盐，滤去滓，微热淋洗，冷即再暖。

附方

治睛痛难忍者。

白芷 细辛 防风 赤芍药各等分

上为末，每服三钱，水一盏，入砂糖二钱，同煎至七分，去滓，不拘时，温服。

决明子丸 治风热上冲眼目，或因外受风邪，疼痛，视物不明。

决明子炒　细辛去苗　青葙子　蒺藜炒，去角　茺蔚子

芎䓖　独活　羚羊角镑　升麻　防风去叉。各半两　玄参

枸杞子　黄连去须。各三两　菊花一两

上为细末，炼蜜和丸，如梧桐子大。每服二十丸，加至三十丸，淡竹叶煎汤送下。

乳香丸　治眼疼头痛，或血攻作筋急，遍身疼痛。

五灵脂二钱　乳香　没药　夏蚕沙　草乌各半两　木鳖子五枚

上为末，酒煮面糊丸，梧桐子大。每服七丸，薄荷茶汤下。如头疼，连进三服即止。

住痛解毒丸

川芎　荆芥　朴硝　白芷　石膏　菊花各一两　硼砂五两　没药五钱　麝香少许

上为细末，米糊丸，梧桐子大，温汤下。

定痛饮

防己一两　当归　黄芩各五钱

上㕮咀，水一盏半，煎至一盏，入红酒半盏，温服。

救苦散　治眼睛痛不堪忍。

川芎　当归　防己　防风各半两

上为细末，每服三钱，热酒调服。

一捻金　治眼睛痛。

乳香　没药　黄连　雄黄　盆硝①各等分

上为细末，鼻内揩之。一方加脑、麝少许。

点眼金华水　治肝脏有热，血脉壅滞，津液不荣，目中涩痛。

黄连末一分　硇砂②豌豆大，研　乳香黑豆大，研　铜绿③一字④，煅过　腻粉一钱匕，研　杏仁七枚，去皮尖，双仁，研　龙脑研　滑石研　艾灰研。各半钱匕　青古老钱三文，与诸药同浸

以上九味，研细令匀，与古老钱在绵子内，以井华水⑤浸三七日后，点目眦头。

黄牛胆煎　治眼涩痛。

黄牛胆汁　鲤鱼胆汁　猪胆汁　羊胆汁各半合　胡黄连研末　熊胆　黄连研末　青皮研末。各二钱半　白蜜三两

上将诸药末与蜜并胆汁和匀，入磁瓶内，以油纸封头牢系，坐饭甑中蒸，待饭熟为度，用新净绵滤过。每以铜箸取如麻子大，点目眦，日二三度。

---

① 盆硝：即芒硝。

② 硇（náo 挠）砂：亦称卤砂。为紫色石盐晶体或氯化铵矿石。《本草纲目·石部·金石之五·硇砂》："《唐本草》。……去目翳胬肉。"

③ 铜绿：为铜器表面经二氧化碳或醋酸作用后生成的绿色锈衣。《本草纲目·金石部·金石之一·铜青》："宋《嘉》。……铜青乃铜之液气所结，酸而有小毒，能入肝胆，故吐利风痰，明目杀疳，皆肝胆之病也。"宋《嘉》即宋代《嘉祐本草》。

④ 一字：剂量单位。用唐代"开元通宝"钱币抄取药末，填去一字之量，即一钱匕的四分之一。

⑤ 井华水：亦作"井花水"，清晨初汲的水。《本草纲目·水部·水之二·井花水》："宋《嘉》。……虞抟曰：新汲井华水，取天一真气，浮于水面，用以煎补阴之剂，及炼丹煮茗，性味同于雪水也。"

治眼涩痛方　治目涩痛，不能视物及看日光，并见灯火光不得者。用熟羊头眼中白珠子二枚，于细石上和枣汁研之，取如小豆大，安眼睛上，仰卧，日二夜二，不过三四度，瘥。

局方汤泡散　治肝经风热上壅，眼目赤涩，睛疼多泪。

赤芍　当归　黄连等分

上为末，每二钱，汤炖①调热洗，日三五次。《御药院方》加荆芥。

三因立胜散　治风热攻眼，隐涩羞明肿痛。

黄连　秦皮　防风　黄芩各等分

上咬咀，水煎热，用新羊毫笔蘸刷洗眼。

天行赤热证

须审系何气，参上法并目赤条，分经络阴阳表里以施治，不拘一方。

暴风客热证

风胜者，羌活胜风汤见外障。热胜者，局方洗心散、东垣泻热黄连汤。风热俱盛，洗肝散见前、泻青丸见头痛。

局方洗心散　治风壅壮热，头目昏痛，热气上冲，口苦②唇焦，咽喉肿痛，心神烦躁，多渴，五心烦热，小便

---

① 炖：原作"顿"，据文义改。以下"顿"为"炖"意时，径改为炖。
② 苦：原作"舌"，据《局方》卷六洗心散方改。

赤涩，大便秘滞。

大黄煨　甘草　当归　芍药　麻黄　荆芥穗各六钱　白术五钱

上为末，每服二三钱，生姜、薄荷汤煎服。以白术合大黄入心，故名洗心，而从以麻黄、荆芥亦是表里药。

东垣泻热黄连汤　治眼暴发赤肿疼痛。

黄芩酒制，炒　黄连制同上　草龙胆　生地黄　柴胡各一两　升麻半两

㕮咀，每服四钱，水煎去滓，日午前、饭后热服。按：此手少阴、太阴，足阳明、少阳、少阴药也。

火胀大头证

普济消毒饮子见头痛

羞明怕热证

决明益阴丸见前

明目细辛汤见目赤

连翘饮子见睥急紧小

吹云膏见通治

睑硬睛疼证

通肝散见内障

二术散　治睑硬睛疼，去翳障。

蝉蜕　白术　黄连　枸杞子　苍术米泔浸，炒　龙胆草地骨皮　牡丹皮各等分

上为末，每服一钱，食后荆芥汤下。

赤痛如邪证

小柴胡汤见往来寒热**合四物汤**见虚劳

气眼证

复元通气散①见气

治气眼方

石决明　草决明　楮实子　香附子　木贼　甘草　蝉蜕去足　川芎各等分

上为细末，茶清下。

又方

石决明　草决明　香附子　蚌粉②各等分

上为细末，每服二钱，茶清调下。

通明散　治气眼。凡人之目，必患后损其经络，喜怒哀乐之情有伤于心，发作不时，此乃气轮受病故也。

升麻　山栀子各一两半　细辛　川芎　白芷　防风　羌

---

① 复元通气散：治气不宣流或成疮疖，并闪挫腰胁，气滞疼痛。舶上茴香（炒）、穿山甲（蛤粉炒，去粉用）各二两，玄胡索（去皮）、白牵牛（炒）、陈皮（去白）、甘草（炙）各一两，南木香（不见火）一两半。上为细末，每服二钱，用热酒调。病在上食后服，病在下食前服。不饮酒者，煎南木香汤调。

② 蚌粉：《本草纲目·介部·介之二·蚌》：“宋《嘉》。……蚌粉与海蛤粉同功，皆水产也。治病之要，只在清热行湿而已。”

活　草决明　白及　白蔹　夏枯草各一两　杨梅皮①　蝉蜕
五倍子各五钱　甘草一钱

上哎咀，每服三钱，水一盏半，淡竹叶七皮，同煎，食后温服。

痛如针刺证

洗心散见前

加味八正散见后

还睛散见内障

补肝散　治眼痛如针刺，外障。

人参　茯苓　芎劳　五味子　藁本各一两　细辛　茺蔚子各一两半

上为细末，每服一钱，空心米饮调服。

热结膀胱证

五苓散见消瘅

导赤散见淋

益元散见伤暑

加味八正散　治心热冲眼，赤肿涩痛，热泪羞明。

瞿麦　萹蓄　滑石　车前子　甘草　栀子　木通　大黄　桑白皮　灯心　苦竹叶　生地黄

---

① 杨梅皮：即杨梅树皮。《本草纲目·果部·果之二·杨梅》："宋《开宝》。……树皮及根，主治，煎汤，洗恶疮疥癣。"宋《开宝》即宋代《开宝本草》。

上水煎，食后服。

大小雷头风证　左右偏头风证_{治见头痛门}

磁石丸　治雷头风变内障。

磁石烧赤，醋淬三次　五味子炒　干姜　牡丹皮　玄参
以上各一两　附子炮，半两

上为细末，炼蜜和丸，如梧桐子大。每服十丸，食前
茶清或盐汤送下。

三因羌活散　治风毒气①上攻，眼目昏涩，翳膜生疮，
及偏正头疼，目小黑花累累者。

羌活　川芎　天麻　旋覆花　青皮　南星炮　藁本各
一两

上为末，每服二钱，水煎，入生姜三片，薄荷七叶。

参芪羚角汤　治风牵眼，偏斜外障。

羚羊角镑　防风　五味子　赤茯苓　人参各一两　黄芪
茺蔚子　知母各一两半

上水煎，食后服。

槐子丸　治肝虚风邪所攻，致目偏视。

槐子仁二两　酸枣仁微炒　覆盆子　柏子仁　车前子
蔓荆子　茺蔚子　牛蒡子　蒺藜子各一两

上为末，炼蜜丸，梧子大。每服三十丸，空心温白汤
送下。

---

① 　气：原脱，据《三因方》卷十六羌活散方改。

阴邪风证

选奇汤　祛风清上散①俱见头痛

上清散　治头风痛，眉骨痛，眼痛。

川芎　郁金　赤芍药　荆芥穗　薄荷叶　芒硝各半两

乳香另研　没药另研。各一钱　脑子另研，半钱

上为细末，每用一字，鼻内搐之，甚妙。

阳邪风证

小芎辛汤②见头痛。

卒脑风证

外证，羌活胜风汤见外障。

内证，冲和养胃汤见内障。

巅顶风证

挟痰湿者，动辄眩晕。用：

大黄酒蒸九次，二两　酒芩七钱　白僵蚕　酒天麻　陈皮盐煮，去白　桔梗各五钱　半夏牙皂、姜汁煮，一两　薄荷叶三钱　白芷　青礞石各二钱

上末之，滴水丸，如绿豆大。食后、临卧茶吞二钱。

---

① 祛风清上散：治风热上攻，眉棱骨痛。酒黄芩二钱，白芷一钱半，羌活、防风、柴胡梢各一钱，川芎一钱二分，荆芥八分，甘草五分。
② 小芎辛汤：治风寒在脑，或感寒湿，头痛脑晕，及眉棱眼眶痛者。川芎三钱，细辛（洗去土）、白术各二钱，甘草一钱。水二盅，姜三片，煎八分，食远服。

分外内证，治同前。

游风证

加减知母汤

知母二钱　黄芪去芦　白术　羌活　防风　明天麻　甘
菊花　山茱萸肉　蔓荆子　藁本　川芎　当归各一钱　细
辛　甘草各五分

水二盅，煎至一盅，温分二服，日三。头面肿，加牛
蒡子炒研，二钱。

邪风证

羌活胜风汤 见外障

目　赤

还阴救苦汤《原机》　治目久病，白睛微变青色，黑
睛稍带白色，黑白之间赤环如带，谓之抱轮红，视物不
明，昏如雾露中，睛白高低不平，其色如死，甚不光泽，
口干舌苦，眵多羞涩，上焦应有热邪。

升麻　苍术　桔梗　甘草炙　柴胡　防风　羌活各半两
细辛二钱　藁本四钱　川芎一两　红花一钱　当归尾七钱　黄
连　黄芩　黄柏　知母　连翘　生地黄各半两　龙胆草三钱

每服七钱，水二盏，煎至一盏，去滓热服。

上方以升麻、苍术、甘草诸主元气为君，为损者温之
也；以柴胡、防风、羌活、细辛、藁本诸升阳化滞为臣，

为结者散之也；以川芎、桔梗、红花、当归尾诸补行血脉为佐，为留者行之也；以黄连、黄芩、黄柏、知母、连翘、生地黄、龙胆草诸去除热邪为使，为客者除之也。奇经客邪之病，强阳搏实阴之病，服此亦具验。

菊花决明散　治证同上。

草决明　石决明东流水①煮一伏时②，另研极细入药　木贼草　防风　羌活　蔓荆子　甘菊花　甘草炙　川芎　石膏另研极细入药　黄芩各半两

为细末，每服二钱，水一盏半，煎八分，连末服，食后。

上方以明目除翳为君者，草决明、石决明、木贼草也；以散风升阳为臣者，防风、羌活、蔓荆子、甘菊花也；以和气顺血为佐者，甘草、川芎也；以疗除邪热为使者，黄芩、石膏也。内急外弛之病，亦宜其治。

神验锦鸠丸　治证同上，兼口干舌苦，眵多羞涩，上焦邪热。

甘菊花　牡蛎洗，煅粉。各五钱　肉桂二两　瞿麦　蕤仁去皮　草决明　羌活各三两　白茯苓四两　蒺藜炒，去尖　细辛　防风　黄连各五两　斑鸠一只，跌死，去皮毛肠嘴爪，文武

①　东流水：从西流来的叫东流水。《本草纲目·水部·水之二·流水》："《拾遗》。……东流水取其性顺疾速，通膈下关也。倒流水取其回旋流止，上而不下也。"《拾遗》即唐代《本草拾遗》。

②　一伏时：也称一复时，即二十四小时。

火连骨炙干 　羖羊肝一具，竹刀薄批，炙令焦，忌用铁刀 　蔓菁子①二升，淘净，绢袋盛，甑蒸一伏时，晒干

上为细末，炼蜜为剂，杵五百下，丸如梧子大。每服二十丸，加至三五十丸。空心温汤下。

上方以甘菊花、草决明主明目为君，以蕤仁、牡蛎、黄连、蒺藜除湿热为臣，以防风、羌活、细辛之升上，瞿麦、茯苓之分下为佐，以斑鸠补肾，羊肝补肝，肉桂导群药入热邪为使。此方制之大者也，肾肝位远，服汤药散不厌频多之义也。

万应蝉花散 治证同上。

蝉蜕去土，半两 　蛇蜕炙，三钱 　川芎 　防风 　羌活 　炙甘草 　当归 　白茯苓各一两 　赤芍药三两 　苍术四两 　石决明东流水煮一伏时，研极细，一两半

上为细末，每服二钱，食后临卧时浓米泔调下，热茶清亦得。

上方制之复者也。奇之不去，则偶之，是为重方也。今用蝉蜕，又用蛇蜕者，取其重蜕之义，以除翳为君也；川芎、防风、羌活皆能清利头目为臣也；甘草、苍术通主脾胃，又脾胃多气多血，故用赤芍药补气，当归补血为佐也；石决明镇坠肾水，益精还阴，白茯苓分阴阳上下为使

---

① 蔓菁子：即芜菁子。《本草纲目·菜部·菜之一·芜菁》："《别录》上品。……可升可降，能汗能吐，能下能利小便，又能明目解毒。"《别录》即《名医别录》。

也。亦治奇经客邪之病。

黄连羊肝丸　助阳活血汤俱见目痛

千金磁朱①丸见内障

芍药清肝散《原机》　治眵多眊矂，紧涩羞明，赤脉贯睛，脏腑秘结者。

白术　川芎　防风　羌活　桔梗　滑石　石膏各三分黄芩　薄荷　荆芥　前胡　炙甘草　芍药各二分半　柴胡山栀　知母各二分　大黄四分　芒硝三分半

水二盏，煎至一盏，食后热服。

上方为治淫热反克而作也。风热不制之病，热甚大便硬者，从权用之，盖苦寒之药也，苦寒败胃，故先以白术之甘温、甘草之甘平主胃气为君；次以川芎、防风、荆芥、桔梗、羌活之辛温升散清利为臣；又以芍药、前胡、柴胡之微苦，薄荷、黄芩、山栀之微苦寒，且导且攻为佐；终以知母、滑石、石膏之苦寒，大黄、芒硝之大苦寒，祛逐淫热为使。大便不硬者，减大黄、芒硝，此逆则攻之治法也。大热服者，反治也。

通气利中丸　治证同上。

白术一两　白芷　羌活各半两　黄芩　滑石取末。各一两半　大黄二两半　牵牛取末，一两半

除滑石、牵牛另研极细末外，余合为细末，入上药和

---

① 朱：原作"石"，据本册"内障"本方改。

匀，滴水为丸，如桐子大。每服三十丸，加至百丸，食后临睡茶汤下。

上方以白术苦甘温，除胃中热为君；白芷辛温解利，羌活苦甘平微温，通利诸节为臣；黄芩微苦寒，疗热滋化，滑石甘寒，滑利小便，以分清浊为佐；大黄苦寒，通大便，泻诸实热，牵牛辛苦寒，利大便，除风毒为使，逆攻之法也。风热不制之病，热甚而大便硬者，亦可兼用。然牵牛有毒，非神农药，今与大黄并用者，取性猛烈而快也，大抵不宜久用，久用伤元气。盖从权之药也，量虚实加减。

黄连天花粉丸　治同上。

黄连　菊花　川芎　薄荷各一两　连翘二两　天花粉　黄芩　山栀子各四两　黄柏六两

为细末，滴水丸，如梧子大。每服五十丸，加至百丸，食后临卧茶清下。

上方为淫热反克，脏腑不秘结者作也。风热不制之病，稍热者亦可服。以黄连、天花粉之苦寒为君，菊花之苦甘平为臣，川芎之辛温，薄荷之辛苦为佐，连翘、黄芩之苦微寒，黄柏、栀子之苦寒为使。合之则除热清利，治目赤肿痛。

黄连炉甘石散　治眼眶破烂，畏日羞明，余治同上。

炉甘石一斤　黄连四两　龙脑量入

先以炉甘石置巨火中煅通红为度。另以黄连，用水一碗，磁器盛贮，纳黄连于水内，却以通红炉甘石淬七次，就以所贮磁器置日中晒干，然后同黄连研为细末。欲用时，以一二两再研极细，旋量入龙脑，每用少许井华水调如稠糊，临睡以箸头蘸傅破烂处，不破烂者，点眼内眦、锐眦尤佳。不宜使入眼内。

上方以炉甘石收湿除烂为君，黄连苦寒为佐，龙脑去热毒为使。诸目病者俱可用，病宜者治病，不宜者无害也。奇经客邪之病，量加朴硝泡汤，滴眼瘀肉黄赤脂上。

龙脑黄连膏 治目中赤脉如火，溜热炙人，余治同上。

黄连半斤 龙脑一钱

先剉黄连令碎，以水三大碗，贮磁器内，入黄连于中，用文武火慢熬成大半碗，滤去滓，入薄磁碗内，重汤炖成膏半盏许，龙脑以一钱为率，用则旋量入之。以箸头点入眼内，不拘时。

上方以黄连治目痛，解诸毒为君，龙脑去热毒为臣，乃君臣药也。诸目痛者俱宜用。

蕤仁春雪膏 治红赤羞明，眊矂痒痛沙涩。

蕤仁去油，四钱 龙脑五分

先以蕤仁研细，入龙脑和匀，用生好真蜜一钱二分，再研调匀。每用箸头点内眦、锐眦。

上方以龙脑除热毒为君，生蜜解毒和百药为臣，蕤仁去暴热，治目痛为使。此药与黄连炉甘石散、龙脑黄连膏并用。

搐鼻碧云散　治肿胀红赤，昏暗羞明，隐涩疼痛，风痒鼻塞，头痛脑痠，外翳攀睛，眵泪稠黏。

鹅不食草二钱　青黛　川芎各一钱

为细末，先噙水满口，每用如米许，搐入鼻内，以泪出为度，无时。

上方以鹅不食草解毒为君，青黛去热为佐，川芎大辛除邪破留为使。升透之药也，大抵如开锅盖法，常欲使邪毒不闭，令有出路。然力少而锐，搐之随效，宜常搐以聚其力。诸目病俱可用。

羌活胜风汤见外障

川芎行经散　治目中青靛如物伤状，重者白睛如血贯。

羌活　白芷　防风　荆芥　薄荷　蔓荆子　独活各四分　柴胡　炙甘草　当归　川芎　枳壳各六分　桔梗五分茯苓三分　红花少许

水二盏，煎至一盏，去渣，大热服，食后。

上方以枳壳、甘草和胃气为君；白芷、防风、荆芥、薄荷、独活疗风邪，升胃气为臣；川芎、当归、红花行滞血，柴胡去结气，茯苓分利除湿为佐；羌活、蔓荆子引入太阳经，桔梗利五脏为使。则胃脉调，小肠膀胱皆邪去凝行也。见热者，以消凝大丸子主之。

消凝大丸子　治证同上。或有眵泪沙涩并治。

川芎　当归　桔梗　炙甘草　连翘　菊花各七钱　防

风　荆芥　羌活　藁本　薄荷各半两　滑石　石膏　白术

黄芩　山栀各一两

　　先将滑石、石膏另研，余作细末，和匀，炼蜜为剂，

每剂一两，分八丸。每服一丸或二丸，茶汤嚼下。

　　上方消凝滞药也。君以川芎、当归治血和血；臣以羌

活、防风、荆芥、藁本、薄荷、桔梗疗风散邪，引入手足

太阳经；佐以白术、甘草、滑石、石膏调补胃虚，通泄滞

气，除足阳明经热；使以黄芩、山栀、连翘、菊花去热除

烦。淫热①反克，风热不制者，俱宜服也。

黑神散②见鼻衄

消风散③见头痛

洗肝散见目赤

菊花散《和剂》　治肝受风毒，眼目赤肿，昏暗羞明，

---

　　①　热：原脱，据《古今图书集成·医部全录》卷一百四十七引本方补。

　　②　黑神散：原注见鼻衄，查无此方，录《证治准绳·女科方》。生地黄
一斤，生姜半斤。同炒干，为末。每服二钱，乌梅煎汤调下，常服酒调，经
脉不通，乌梅、荆芥酒调下。治产后血块痛，经行后腹痛，及月经不调。或
见目为物所伤局方黑神散。

　　③　消风散：治诸风上攻，头目昏痛，项背拘急，肢体烦疼，肌肉蠕动，
目眩旋运，耳啸蝉鸣，眼涩好睡，鼻塞多嚏，皮肤顽麻，燥痒隐疹。又治妇
人血风，头皮肿痒，眉骨疼旋欲倒，痰逆恶心。芎䓖、羌活、防风、人参、
茯苓（去皮）、白僵蚕（炒）、藿香叶、荆芥穗、甘草（炙）、蝉壳（去土）
各二两，厚朴（去皮姜制）、陈皮（去白）各半两。上为细末，每服二钱，
茶清调下。如久病偏头风，每日三服，便觉减轻。如脱着沐浴，暴感风寒，
头痛声重，寒热倦疼，用荆芥茶清调下半盏。小儿虚风泪涩昏倦，及急慢惊
风，用乳香荆芥汤调下亦得。

多泪涩痛。

白蒺藜炒，去刺　羌活去芦，不见火　木贼去节　蝉蜕去头足。各三两　菊花去梗，六两

为细末，每服二钱，食后茶清汤调服。

四物汤见虚劳

养正丹①　**苏子降气汤**②并见气

黑锡丹见诸逆冲上

三黄丸③见发热

四物龙胆汤见目痛

散热饮子④《保命》　治眼赤暴发肿。

防风　羌活　黄芩　黄连各一两

---

①　养正丹：治上盛下虚，气不升降，元阳亏损，气短身羸，及中风涎潮，不省人事，伤寒阴盛，自汗唇青，妇人血海久冷。水银、黑锡（去滓净秤，与水银结砂子）、硫黄（研）、朱砂（研细）各一两。上用黑盏一只，火上熔黑铅成汁，次下水银，以柳条搅。次下朱砂，搅令不见星子，放下少时，方入硫黄末，急搅成汁，和匀，如有焰，以醋洒之。候冷，取出，研极细。煮糯米糊丸，绿豆大，每三十丸盐汤、枣汤任下。

②　苏子降气汤：治虚阳上攻，气不升降，上盛下虚，痰涎壅盛，胸膈喧塞，并久年肺气，至效。紫苏子（炒）、半夏（汤泡）各二钱半，前胡（去芦）、甘草（炙）、厚朴（去皮，姜制炒）、陈皮（去白）各一钱，川当归（去芦）一钱半，沉香七分。水二盏，生姜三片，煎至一钟，不拘时服。虚冷人加桂五分，黄芪一钱。

③　三黄丸：治丈夫、妇人三焦积热，上焦有热，攻冲眼目赤肿，头项肿痛，口舌生疮，中焦有热，心膈烦躁，饮食不美，下焦有热，小便赤涩，大便秘结，五脏俱热，即生痈疖痤，及治五般痔疾，肛门肿痛，或下鲜血。黄连（净）、黄芩（净）、大黄各十两。上为细末，炼蜜，丸如梧子大，每服三十丸，食后熟水吞下。视脏腑虚实加减，小儿积热亦宜服。一方用脑、麝为衣，丸如豆大，夜间嚼化一二丸亦好。

④　散热饮子：原作"散热散子"，据《保命集》卷下散热饮子方改。

每服半两，水二盏煎至一盏①，食后温服。

大腑秘加大黄一两，痛甚加川当归、地黄，烦躁不得卧加栀子一两。

泻青丸见头痛

竹叶汤　治肝脏实热，目赤肿痛。

淡竹叶　黄芩去黑心　犀角屑　木通炒。各一两　车前子　黄连去须　玄参各一两二钱半　芒硝二两　栀子仁　大黄微炒。各一两半

上咬咀，每服五钱，水一盏半，煎至八分，去滓，食后温服。

龙胆饮　治同前。

龙胆草　栀子仁各二钱　防风　山茵陈　川芎　玄参　荆芥　甘菊花　楮实　甘草各一钱

上为细末，每服一钱半，食后茶清调下。

决明子汤　治肝脏实热，目眦生赤肉，涩痛。

决明子炒　柴胡去苗　黄连去须　苦竹叶　防风去叉　升麻各七钱半　细辛去苗，二钱半　菊花　甘草炙。各半两

上咬咀，每服五钱，水一盏半，煎八分，去滓，食后温服。

麦门冬汤　治肝实热，毒气上熏于目，赤肿痛痒。

麦门冬去心　秦皮去粗皮　赤茯苓去黑皮　萎蕤各一两半

---

① 至一盏：原脱，据《保命集》卷下散热饮子方补。

大黄生用　升麻 各一两

上剉片，每服五钱，水一盏半，入竹叶十片，煎至八分，去滓，入朴硝末一钱，更煎令沸，空心温服。

泻肝散　治肝热赤眼肿痛。

栀子仁　荆芥　大黄　甘草以上各等分

每服二钱，水煎，食后服。

羊肝丸见目痛

助阳和血补气汤东垣　治眼发后①，上热壅，白睛红，多眵②泪，无疼痛而瘾涩难开。此服苦③寒药太过，而真气不能通九窍也，故眼昏花不明。宜助阳和血补气。方见目痛。

退赤散

大黄　黄芩　黄连　白芷　赤芍药　当归　山栀子各等分

上剉为散，桑白皮同煎，食后服。

退赤丸

生地黄　草决明　黄芩　当归　白术　木通　连翘甘草各等分

上为细末，炼蜜丸，如梧桐子大。每服四十丸，淡竹叶煎汤吞下。

---

① 后：原脱，据《脾胃论》卷下助阳和血补气汤方补。

② 多眵：原作"眵多"，据《脾胃论》卷下助阳和血补气汤乙正。

③ 苦：原脱，据《脾胃论》卷下助阳和血补气汤补。

退赤

山栀子一两　当归酒浸，五钱　大黄煨　甘草炙。各二钱

上㕮咀，为散，每服三钱，水一盏半，煎至七分，去滓温服。

去赤脉

赤芍药二两　川芎　熟地黄　当归　山栀子各一两

上㕮咀，为散，水煎服。

碧天丸东垣　治目疾累服寒凉不愈，两目蒸热有如火熏，赤而不痛，红丝血脉满目贯睛，瞀闷昏暗，羞明畏日，或上下睑赤烂，或不伏风土而内外锐眦皆破，以此洗之。

瓦粉炒，一两　铜绿七分，为末　枯白矾二分，是一钱中五分之一

上研铜绿、白矾令细，旋旋①入瓦粉研匀，热水和之，共为一百②丸。每用一丸，热汤半盏，浸一二个时辰，洗至觉微涩为度，少合眼半时辰许，临卧更洗了，瞑目就睡，尤神妙。一丸可洗十日，如再用，汤内炖热。此药治其标，为里热治已去矣。里实者不宜用此，当泻其实热。

本事针头丸　治男妇室女小儿诸般赤眼。

川乌尖七枚，怀干　僵蚕七枚，去嘴，怀干　硼砂十文

①　旋旋：临时，随时。
②　一百：原脱，据《兰室秘藏》卷上碧天丸方补。

上为末，用猪胆汁调药成软块，摊碗内，荆芥、艾各一两，皂角小者一茎，烧，将药碗覆熏之，常将药膏搅匀转，又摊又熏，以皂角、荆芥、艾尽为度，再搜成块，用油纸裹，入地中出火毒，冬天两日夜，夏天一夜，春秋一日夜，取出，丸如针头大。每一丸点眼中妙。

救苦丸《保命》 治眼暴赤，发嗔痛甚者。

黄连一两 川当归二钱 甘草一钱

上剉细，水半碗，浸一宿，以慢①火熬约至减半，绵绞去渣令净，再熬作稠膏，摊在碗上，倒合，以物盖之，用熟艾一大块如弹子②大，底下燃之，熏膏子，艾尽为度，入下项药：

朱砂一钱，飞 脑子五分 乳香 没药研。各等分

上研入膏，和丸如米大。每用两丸，点眼两角，仰面卧，药化方起。

广大重明汤东垣 治两目睑赤烂，热肿疼痛并稍赤，及眼睑③痒极，抓至破烂赤肿，眼楞生疮痂，目多眵泪④，隐涩难开。

草龙胆梢 防风 甘草根 细辛各等分

上剉如麻豆大，内甘草不剉，只作一挺⑤，先以水一

① 慢：原脱，据《保命集》卷下救苦丸方补。
② 子：原脱，据《保命集》卷下救苦丸方补。
③ 眼睑：此下原衍"痒及"，据《东垣试效方》卷五广大重明汤方删。
④ 泪：原作"痛"，据《东垣试效方》卷五广大重明汤方改。
⑤ 挺：为挺直物之量词。

大碗半，煎草龙胆一味，干一半，再入余三味，煎至小半碗，去渣，用清汁带热洗，以重汤坐令①热，日用五七次。洗毕，合眼须臾开②，努肉纵长及痒亦减矣。

涤风散 治风毒攻眼，赤肿痒痛。

黄连去须　蔓荆子各半两　五倍子三钱

上剉细，分三次，新汲水煎，滤清汁，以手沃洗。

截恶眼立效方

明矾好者，黑豆大　山栀子一枚，剥去皮

上咬啐，用无襫③绢帛包定，以井水小半盏浸之，候水浸透，水黄洗眼，二三十次一宿，次早无事，立效。

攻毒散 治风毒上攻，两眼暴赤，隐涩难开。

上用干姜，不以多少，洗净咬咀，每用二钱，以薄绵紧裹，沸汤泡，乘热洗，如冷再温洗。

汤泡散 治肝虚风热攻眼，赤肿羞明，渐生翳膜。

杏仁　防风　黄连去须　赤芍药　当归尾各半两　铜青二钱　薄荷叶三钱

上剉散，每用二钱，极沸汤泡，乘热先熏后洗，冷则再暖用，日两三次。一方，入白盐少许，闭目沃洗④。盐亦散血。

垂柳枝煎 治风赤眼。

---

① 坐令：原作"炖令极"，据《东垣试效方》卷五广大重明汤方改。
② 开：原作"即去"，据《东垣试效方》卷五广大重明汤方改。
③ 襫：带子。
④ 沃洗：洗涤；沃盥。

垂柳枝　桃枝　枸杞枝　桑枝各长二寸，各七茎　马牙硝二钱半，细研　竹叶四十九片　黄连去须　决明子各半两　龙脑细研，半钱

上除硝、龙脑外，以浆水二大盏，于铜器中煎至一半，去滓，以绵滤净，入硝及龙脑搅匀，更煎令稠。每以铜箸头取如小豆许点眼，日三五次。

又方　治一切风赤眼，眼皮上瘙痒赤烂，久治不效。此药之功，不可具述。

轻粉十字　白蜜　白蜡各三铢　腊月猪脂半两

上先熔猪脂成油，渐下蜜，次下蜡，候三味总化成油，入轻粉搅令匀，非时搽眼赤皮上。

铜青汤　治风弦赤眼。

铜青黑豆大　防风一寸许　杏仁二粒，去尖，不去皮

上各细切，于盏中新汲水浸，汤瓶上炖令极热洗之。如痛，加当归数片。

治风赤涩痛

取诃黎勒核，入白蜜，研注目中，神良。一方，以鹰嘴者一枚，滴蜜于石，磨点。

治风热生肤赤白眼，及去眼中风痒痛。捣枸杞子汁点眼，立验。亦治暴赤眼，风热赤膜。一方，用叶捣汁，含一满口，待稍温，就咽之。

拜堂散　治风赤眼。

上以五倍子研细末，贴破赤处。

熏洗方 治风眼烂弦，临洗加轻粉少许。凡时气赤眼，自外而入，非脏腑病者，不必服药，熏洗足矣。

黄连去毛　川芎去芦　荆芥穗各一钱半　蔓荆子一钱，去膜　五倍子三钱，剪碎去垢，铫①内火炒，待赤色，铺纸地上，用盖片时，出火气

上剉碎，作三服，每服用生绢一小方洗净，入药绢内，以线扎定，水煎，仍以纸糊瓶口，勿令气出。却于无风处，就瓶口纸上破小孔，向眼熏之，候气稍平，揭去纸，就瓶口熏之，气温倾药水出，用净绢蘸洗，如此三次为验。仍避风毒。

搐鼻药 治目风热，肿赤难开。

雄黄水透　辰砂各二钱半　细辛半两　片脑　麝香各少许

上为细末，口含水少许，搐鼻中。

瘀血灌睛

宣明丸 治眼内血灌瞳神，赤肿涩痛，大热上壅。

赤芍药　当归　黄连　生地黄　大黄　川芎　薄荷　黄芩各等分

上为末，炼蜜丸，梧子大。每服三十丸，食后米饮下。

分珠散 治眼患血灌瞳神，恶血不散。

槐花　白芷　地黄　栀子　荆芥　甘草　黄芩　龙胆草　赤芍药　当归各一两

---

① 铫（diào 吊）：煎药或烧水用的器具。

上水煎服。春加大黄泻肝，夏加黄连泻心，秋加桑白皮泻肺。

麦门冬汤 治血灌瞳神，昏涩疼痛，及辘轳转关外障。

麦门冬去心，焙 大黄炒 黄芩去黑心 桔梗剉，炒 玄参各一两 细辛去苗 芒硝研。各半两

上剉碎，每服五钱匕，水一盏半，煎至七分，去滓，下芒硝少许，食后温服。

通血丸 治血灌瞳神。

生地黄 赤芍药 甘草各五钱 川芎 防风 荆芥 当归各一两

上为末，炼蜜丸，如弹子大。食后荆芥、薄荷汤嚼下。血既散而归肝，又恐目生花，须再用前还睛散服之。

胆归糖煎散 治血灌瞳神，及暴赤目疼痛，或生翳膜。

龙胆草 细辛 当归 防风各二两

上用砂糖一小块，同煎服。

车前散 治肝经积热，上攻眼目，逆顺生翳，血灌瞳人，羞明多泪。

车前子炒 密蒙花去枝 草决明 白蒺藜炒，去刺 龙胆草洗净 黄芩 羌活 菊花去枝 粉草各等分

上为细末，每服二钱，食后米汤调服。

真珠散 治眼血灌瞳人，生障膜。

真珠　水晶　琥珀　马牙硝各半两　朱砂一两　龙脑一分

上同研如粉，以铜箸取如半小豆大点之。

血灌瞳神

四物汤地黄用生，芍药用赤

益阴肾气丸见内障

单方，用生地黄汁，温服一盏，频服以瘥为度。

色似胭脂

退血散

当归　赤芍药　木贼　防风　细辛　龙胆草各等分

㕮咀，白水煎，先乘热熏眼，后温服。

赤脉贯睛

芍药清肝散见前

赤丝乱脉

点眼蕤仁膏　治风热眼，飞血赤脉，痒痛无定。

蕤仁去皮，细研，半两　好酥一栗子大

上将蕤仁与酥和研匀，摊碗内，用艾一小团烧烟出，将碗覆烟上熏，待艾烟尽即止，重研匀。每以麻子大点两眦头，日二度。

鱼胆傅眼膏

治飞血赤脉作痛，及暴赤眼涩。

鲤鱼胆五枚　黄连去须，研末，半两

上以胆汁调黄连末内，磁盒盛，饭上蒸一次取出，如干，入蜜少许，调似膏。涂傅目眦，日五七度。

目珠俱青

还阴救苦汤见前

目肿胀

麦门冬汤　泻肝散　龙胆饮俱见目赤

金丝膏　治风热上攻，目赤肿痛。

黄连去须，二两　大黄　黄柏去粗皮　龙胆草　山栀仁当归各一两　青竹叶一百片，切　大枣二十枚，去核　灯心切硼砂明者　乳香研。各二钱五分

上用水五升，不拘冬夏，浸一时辰取出，于银石器内慢火熬，不令大沸，候泣尽汁，辍下火放冷，用绢绞取汁，于无风尘处澄一时辰，去滓，于银器内用慢火熬令减半，入白蜜半斤同搅，候有蜜者以手挑起有丝则止，放冷，再以夹绢袋滤过，用磁盒盛之。每取一茶脚许，研龙脑一字极细，入膏同研一二千遍令匀，取少许点之。

琥珀煎　治风毒冲目，肿赤痒痛。

乳香另研，二钱　蕤仁另研，半两　滑石另研　铅丹另研。各二两　黄连另研　青皮各一两　黄芩去黑心　白蜜各四两木鳖子十枚，去壳　槐枝　柳枝并用新青者，各一十枚，每枝长一寸半

上将槐、柳枝、青皮、黄芩、滑石以水三碗，同煎至两碗，去滓，下乳香、蕤仁、铅丹、木鳖子与蜜，同熬如琥珀色，却下黄连末，再煎至一碗半，用熟绢滤去渣，入磁器内密封，绳系，坠井底一宿，出火毒。每用铜箸点，以目涩为度。熬点俱忌铁器。

涤风散见目赤

大黄丸　桑白皮散　青皮汤　玄参丸　泻肺汤　朱砂煎俱见前目痛条

肿胀如杯

洗肝散见前

泻青丸见头痛

神芎丸　治湿热内甚，目赤肿，或白睛黄色。

大黄　黄芩各二两　牵牛　滑石各四两　黄连　薄荷　川芎各半两

上为末，水丸如小豆大，温水下，十丸至十五、二十丸。

形如虾座

宣明丸　分珠散俱见前

状若鱼胞

桑白皮散　玄参丸　泻肺汤见目痛①

---

① 见目痛：原缺，据本书"目痛"补。

鹘眼凝睛

四物汤加醉将军　连翘散见目赤

旋胪泛起

泻肝散

升麻　大黄　赤芍药　黄芩　薄荷　栀子　木贼　陈皮　黄连　朴硝　菊花　甘草　防风　五灵脂　葶苈　细辛各等分

上为细末，每服二钱，为散，亦可水煎服，食后。老人加枳壳、厚朴。

救睛丸　治睛肿，旋螺突出，青盲有翳。

苍术　枳实　甘草　川芎　荆芥　蝉蜕　薄荷　当归　木贼　草决明　谷精草各等分

上为末，炼蜜丸，弹子大。每服一丸，食后茶清磨下。

旋螺尖起

搜风散　治旋螺尖起外障。

防风　大黄　天门冬　五味子　桔梗　细辛　赤芍药　芜蔚子等分

上水煎，食后服。

法制黑豆

大黄　黄连　黄芩各半两　甘草　密蒙花　朴硝各一两

上为末，用黑豆一升，水三碗，入药煮干，将豆每服二十粒，细嚼，清米泔送下。

还睛丸

川芎　白蒺藜　白术　木贼　羌活　菟丝子　熟地黄
甘草各等分

上为细末，炼蜜丸如弹子大，空心熟汤嚼下。

神珠自胀

查前去风热剂中加破血收敛之药。

珠突出眶

分珠散 见目赤

糖煎散　治风毒攻眼，赤肿昏花，隐涩难开。

龙胆草　防己　大黄　荆芥穗　赤芍药　土当归　甘
草　防风各一两　川芎半两

上咬咀，为散，每服四钱，水一盏，砂糖一小块，同
煎服。

水淋法　治眼睛肿胀突出。新汲水沃眼中，频数换
水，眼睛自入。更以麦门冬、桑白皮、栀子仁煎汤，通
口服。

田螺膏　治眼睛肿胀突出，及赤眼生翳膜。

田螺七枚，去壳　撮地金钱多　生地黄根　田茶菊叶
上同捣烂，贴太阳穴及眼胞。

洗瘴散附　治瘴眼及眼胞赤肿，翳膜遮睛。

田荼菊①　七层楼　铁梗子　鸡屎子②

上水煎，上碗，入盐少许泡，去渣洗眼。

洗翳散　治同上。

赤梗酸枇草捣烂，沸汤泡，滤清，洗眼，神效。

土朱膏　治患眼赤肿闭合。

土朱③三分　石膏煅，一分　片脑少许

上为末，新汲水入蜜调，敷眼眦头尾及太阳处。更以栀子煎汤，调治眼流气饮末服之。

清凉膏　治暴赤火眼，肿痛难开，及瘴眼并打扑伤损眼。

大黄　朴硝　黄连　黄柏　赤芍药　当归　细辛　薄荷　芙蓉叶④各等分

上为末，用生地黄汁、鸡子清、蜜同调匀，贴太阳穴及眼胞上。

地黄膏　治赤肿疼痛外障等眼。

大黄　黄柏　黄连　黄芩　赤芍药　当归　绿豆粉

---

① 田荼菊：即菊科植物马兰。《本草纲目·草部·草之三·马兰》："《日华》。……破宿血，养新血，止鼻衄吐血，合金疮，断血痢，解酒疸及诸菌毒、蛊毒。"《日华》即《日华子本草》。

② 七层楼铁梗子鸡屎子：《本草纲目》均未查见，疑为民间地区草药。以下赤梗酸枇草同。

③ 土朱：即代赭石。

④ 芙蓉叶：《本草纲目·木部·木之三·木芙蓉》："《纲目》。……清肺凉血，散热解毒，治一切大小痈疽肿毒恶疮，消肿排脓止痛。"《纲目》即《本草纲目》。

芙蓉叶　薄荷各等分

上制贴法俱同上。

目　痒

驱风一字散　治目痒极难忍。

川乌炮　川芎　荆芥各五钱　羌活　防风各二钱半

上为末，每服二钱，食后薄荷汤调下。

乳汁煎见目泪

四生散　治肾风上攻眼目，作痒或作昏花。

白附子　黄芪　独活　蒺藜各等分

上为末，每服二钱，用猪腰子一枚，批开入药，湿纸包裹煨熟，细嚼，盐汤下。风癣酒下。

人参羌活散　治肝热，眼涩痒昏矇。

羌活　独活　人参　川芎　柴胡　桔梗　枳壳　赤茯苓　前胡　天麻　甘草　地骨皮

上水煎服，或加防风、荆芥。

菩萨散　治风毒攻眼，昏泪飕痒。

苍术　防风　蒺藜炒。各二两　荆芥二两半　甘草盐水炒，七钱半

上末，每服一钱，入盐少许，沸汤调下。或用消风散夹和亦佳。

杏仁龙胆草泡散　治风上攻，眵矃赤痒。

龙胆草　当归尾　黄连　滑石另研取末　杏仁去皮尖

赤芍药各一钱

以白沸汤泡，顿蘸洗，冷热任意，不拘时候。

上方以龙胆草、黄连苦寒去热毒为君，当归尾行血，杏仁润燥为佐，滑石甘寒泄气，赤芍药苦酸除痒为使。惟风痒者可用。

外　障

简要夏枯草散即补肝散，见目痛

选奇汤眉痛

羌活除翳汤东垣　治太阳寒水，翳膜遮睛，不能视物。

麻黄根二钱半　薄荷叶二钱　生地黄酒洗，一钱　当归根　川芎各三钱　黄柏四钱　知母五钱，酒制　荆芥穗煎成方入　藁本各七钱　防风一两　羌活一两半　川椒五分　细辛少许

上㕮咀，每服三钱，水三大盏，煎至一盏半，入荆芥穗，再煎至一盏，去滓，食后稍热服。忌酒湿面。

拨云汤东垣　戊申六月，徐总管患眼疾，于上眼皮下出黑白翳二个，隐涩难开，两目紧缩而无疼痛，两手寸脉细紧，按之洪大无力，知足太阳膀胱为命门相火煎熬，逆行作寒水翳及寒膜遮睛，与下项药一服，神效。外证呵欠善悲，健忘嚏喷，时自泪下，面赤而白，能食，不大便，小便数而欠，气上而喘。

黄芪　柴胡各七分　细辛叶　葛根　川芎各五分　生姜　甘草梢　川升麻　藁本　知母　当归身　荆芥各一钱　防

风 羌活 黄柏各一钱半

水二大盏，煎至一盏，稍热服，食后。

流气饮《和剂》 治肝经不足，内受风热上攻，眼目昏暗，视物不明，常见黑花，当风多泪，怕日羞明，堆眵赤肿，隐涩难开，或生障翳，倒睫拳毛，眼弦赤烂，及妇人血风眼，及时行暴赤肿眼，眼胞紫黑，应有①眼病，并宜服之。

大黄煨 川芎 菊花去梗 牛蒡子炒 细辛去苗 防风去苗 山栀子去皮 白蒺藜炒，去刺 黄芩去芦 蔓荆子 荆芥去梗 木贼去根节 甘草炙 玄参去芦。各一两 草决明一两半 苍术米泔浸一宿，控，炒，三两

上捣罗为末，每服二钱半，临卧时用冷酒调下。小儿有患，只令乳母服之。

拨云散《宝鉴》 治眼因②发湿热不退，而作翳膜遮睛，昏暗羞明，隐涩难开。

川芎 草龙胆 楮实 薄荷 羌活 荆芥穗 石决明 草决明 苍术 大黄 甘草 木贼 密蒙花 连翘 川椒 甘菊花 桔梗 石膏 地骨皮 白芷 白蒺藜 槟榔以上

---

① 有：原作"作"，据《局方》卷七流气饮方改。
② 眼因：原作"因眼"，据《卫生宝鉴》卷十拨云散方乙正。

各半①两　石燕②一对，重半两③

上捣罗细末，每服三钱，温茶清一盏，调下，食后，日三服。忌杂鱼鸟诸肉。

温白丸④见积聚

神仙退云丸东垣　治一切翳晕，内外障昏无睛者。

川芎　当归各一两半　犀角酒洗　枳实　川楝子　蝉蜕洗　薄荷叶不见火　甘菊花各半两　瓜蒌仁生者，六钱　蛇蜕　密蒙花　荆芥穗各二钱，此三味同甘草焙干，去甘草不用　地骨皮洗　白蒺藜微炒，去刺　生地黄酒洗，焙干　羌活各一钱　川木贼一两半，去节，童便浸一宿，焙干

上为细末，炼蜜和丸，每一两作十丸。米泔汤调服，日进二三丸，食后。妇人当归汤下，有气者木香汤下。使之在人消息。

《本事方》治诸眼患因热病后毒气攻眼，生翳膜遮障，服此药逐旋消退，不犯刀针。

青葙子　防风　枳壳各一两　茺蔚子　细辛　黄连各半

---

① 半：原作"一"，据《卫生宝鉴》卷十拨云散方改。

② 石燕：《本草纲目·石部·金石之四·石燕》："《日华》。……乃石类也，状类燕而有纹……疗眼目障翳，诸般淋沥……每日磨汁饮之。"《日华》即《日华子本草》。

③ 重半两：原脱，据《卫生宝鉴》卷十拨云散方补。

④ 温白丸：治心腹积聚，久癥痞块，胸腹胁肋胀满疼痛，翻胃吐逆，淋证，疟久不瘥，及诸风顽痹，半身不遂，癫痫，妇人经带诸疾等。炮川乌二两半，柴胡、桔梗、炒吴茱萸、菖蒲、紫菀、黄连、炮姜、肉桂、茯苓、川椒（去目，炒出汗）各半两。为细末，炼蜜为丸，梧桐子大，每服三至七丸，食后或临卧生姜煎汤送下。

两　枸杞子　泽泻　生地黄　石决明各一两半　车前子　川
当归　麦门冬去心。各二两

上各如法修事，焙干为末，炼蜜丸如梧子大。每服三
十丸，饭饮吞下。忌一切热毒物。

羌活退翳汤

羌活　五味子　黄连　升麻　当归身各二钱　黄芩
黄柏酒炒　草龙胆酒洗　芍药　甘草各五钱　柴胡　黄芪各
三钱　防风一钱半　石膏二钱半

上剉细，分作二服，水二盏，煎至一盏，入酒少许，
去渣，临卧热服。忌言语。

消翳散一名龙胆饮子

青蛤粉　谷精草　川郁金各半两　羌活　龙胆草　黄
芩各三钱，炒　升麻二钱　麻黄一钱半　蝉蜕一作蛇蜕　甘草
根炙。各五分

上为细末，每服二钱，食后温茶调下。

又方

川芎　羌活　旋覆花　防风各二两　甘草　苍术米泔浸
一宿，去皮，日干，不见火　楮实　楮叶并八月采，阴干。各一两
甘菊花　枳实　蝉蜕　木贼各二钱半

上木臼中杵为末，茶清调下二钱，早食后、临卧各一
服。治暴赤眼。忌湿面及酒。楮实须真无实者取叶，不尔
诸药无效。合时不得焙及犯铁器。予观此方，取楮叶必无实者，
盖阴阳二合相匹配耳。有实者阳也，无实取叶者阴也，所以不得真楮

实者，悉无效。

五秀重明丸《宝鉴》　治眼翳膜遮睛，隐涩昏花。常服清利头目。

甘菊花开头五百朵　荆芥五百穗　木贼去节，五百节　楮实五百枚　川椒开口者，五百粒

上为细末，炼蜜为丸，如弹子大。每服一丸，细嚼，时时咽下，食后。嚼化，无时，临卧。大忌酒面热物。以上二方，无热者宜之。

羚羊角散《保命》　治冰翳久不去者。

羚羊角　升麻　细辛各等分　甘草半之[①]

上为末。一半炼蜜为丸，每服五七十丸；用一半为散，以泔水煎，吞丸子。食后。

补阳汤东垣

柴胡去苗，二两　独活　甘草梢　熟地黄　人参去芦黄芪一方用黄芩　羌活　白术各一两　白芍药　泽泻研为末防风　陈皮去白。各半两　当归身去芦，酒制　生地黄炒　白茯苓去皮　知母炒黄色。各三钱　肉桂一钱

上为粗末，每服半两，水二盏，煎至一盏，去滓温服，空心。使药力行尽，方许食。

连柏益阴丸

羌活　独活　甘草根炒　当归身酒制　防风　五味子各半两　黄连酒洗或拌，剉，炒火色，一两　石决明烧存性，五钱

---

① 之：原作"钱"，据《保命集》卷下羚羊角散方改。

草决明　黄芩　黄柏　知母各一两

上为细末，炼蜜丸如绿豆大。每服五十丸，渐加百丸止，临卧清茶送下。常以助阳汤多服，少服此药，一则妨饮食，二则力大如升阳汤，不可多服。

升阳泄阴丸—[①]名升阳柴胡汤

羌活　独活　甘草根　当归身　白芍药　熟地黄各一两　人参　生地黄酒洗，炒　黄芪　白术　楮实酒炒。各半两　泽泻　陈皮　白茯苓　防风各三钱　知母酒炒，三钱，如大暑加一钱　柴胡去苗，一钱半　肉桂半钱

上㕮咀，每服五钱，水煎热服。另合一料炼蜜丸如桐子大，食远茶清送下，每日五十丸。与前药各一服，不可饱服。如天气热甚，加五味子三钱或半两，天门冬去心半两，楮实亦加半两。

上上三方，合治一证。空心，补阳汤；临卧，连柏丸；食远，升阳泄阴丸。

羌活胜风汤《原机》　治眵多眵矂，紧涩羞明，赤脉贯睛，头痛鼻塞，肿胀涕泪，脑巅沉重，眉骨痠疼，外翳如云雾丝缕，秤星螺盖。

白术五分　枳壳　羌活　川芎　白芷　独活　防风前胡　桔梗　薄荷各四分　荆芥　甘草各三分　柴胡七分黄芩五分

---

① 一：原脱，据虞衔本补。

作一服，水二盏，煎至一盏，去滓热服。

上方为风热不制而作也。夫窍不利者，皆脾胃不足之证。故先以白术、枳壳调治胃气为君；羌活、川芎、白芷、独活、防风、前胡诸治风药皆主升发为臣；桔梗除寒热，薄荷、荆芥清利上焦，甘草和百药为佐；柴胡解热，行少阳厥阴经，黄芩疗上热，主目中赤肿为使。又治伤寒愈后之病。热服者，热性炎上，令在上散，不令流下也。生翳者，随翳所见经络加药。翳凡自内眦而出者，加蔓荆子治太阳经，加苍术去小肠膀胱之湿。内眦者，手太阳、足太阳之属也。自锐眦而入客主人斜下者，皆龙胆草，为胆草味苦，与胆味合。小加人参，益三焦之气，加藁本乃太阳经风药。锐眦客主人者，足少阳、手少阳、手太阳之属也。凡自目系而下者，倍加柴胡行肝气，加黄连泻心火。目系者，足厥阴、手少阴之属也。自抵过而上者，加木通导小肠中热，五味子酸以收敛。抵过者，手太阳之属也。

搐鼻碧云散见目痛

还阴救苦汤见目赤

拨云退翳丸 治阳跷受邪，内眦即生赤脉缕，缕根生瘀肉，瘀肉生黄赤脂，脂横侵黑睛，渐蚀神水，锐眦亦然，俗名攀睛。

蔓荆子　木贼去节　密蒙花各二两　川芎　白蒺藜去刺

当归各一两半　菊花　荆芥穗　地骨皮各一两　川椒皮七钱

天花粉六钱　薄荷叶　楮桃仁　黄连　蝉蜕各半两　蛇蜕炙甘草炙。各三钱

为细末，炼蜜成剂，每两作八丸。每服一丸，食后临卧，细嚼，茶清下。

上方为奇经客邪而作也。《八十一难经》曰：阳跷脉者起于跟中，循外踝，上行入风池。风池者，脑户也。故以川芎治风入脑，以菊花治四肢游风，一疗其上，一平其下为君；蔓荆子除手太阴之邪，蝉蜕、蛇蜕、木贼草、密蒙花除郁为臣；薄荷叶、荆芥穗、白蒺藜诸疗风者清其上也，楮桃仁、地骨皮诸通小便者利其下也为佐；黄连除胃中热，天花粉除肠中热，甘草和协百药，川椒皮利五脏明目，诸所病处血亦病，故复以当归和血为使也。楮桃仁即楮实子也。

栀子胜奇散　治证同上，并有眵泪，羞涩难开。

蛇蜕　草决明　川芎　荆芥穗　蒺藜炒　谷精草　菊花　防风　羌活　密蒙花　甘草炙　蔓荆子　木贼草　山栀子　黄芩各等分

为细末，每服二钱，食后、临睡，热茶清调下。

上方以蛇蜕之咸寒，草决明之咸苦为君①，为味薄者通，通者通其经络也；川芎、荆芥穗之辛温，白蒺藜、谷精草之苦辛温，菊花之苦甘平，防风之甘辛为臣，为

① 为君：原脱，据《古今图书集成·医部全录》卷一百四十七引栀子胜奇散方补。

气辛者发热，发热者升其阳也；羌活之苦甘温，密蒙花之甘微寒，甘草之甘平，蔓荆子之辛微寒为佐，为气薄者发泄，发泄者，清利其诸关节也；以木贼草之甘微苦，山栀子、黄芩之微苦寒为使，为厚味者泄，泄者攻其壅滞有余也。

磨障灵光膏　治证同上。

黄连剉如豆大，一两，童便浸一宿，晒，为末　黄丹水飞，三两　炉甘石六两，另以黄连一两，剉置水中，烧炉甘石通红，淬七次　当归取细末，二钱　轻粉另研　硇砂另研末　白丁香取末　海螵蛸取末。各一钱　麝香另研　乳香另研。各半钱　龙脑少许，末

先用好白砂蜜一十两，或银器、砂锅内熬五七沸，以净纸搭去蜡面，除黄丹外，下余药，用柳木搅匀，次下黄丹再搅，慢火徐徐搅至紫色，却将乳香、麝香、轻粉、硇砂和匀，入上药内，以不粘手为度，急丸如皂角子大，以纸裹之。每用一丸，新汲水化开，旋入龙脑少许，时时点翳上。

上方以黄连去邪热，主明目为君；以黄丹除热除毒，炉甘石疗湿收散为臣；以当归和血脉，麝香、乳香诸香通气，轻粉杀疮为佐；以硇砂之能消，海螵蛸之磨翳，白丁香之主病不移，龙脑之除赤脉，去外障为使也。

消翳复明膏　治证同上。

黄丹水飞，四两　诃子八个，去核取末　海螵蛸三钱，取末　青盐另研，一两　白蜜一斤

先将蜜熬数沸，净纸搭去蜡面，却下黄丹，用棍搅匀，旋下余药，将至紫色取出。

黄连十两　龙胆草二两　木贼一两　杏仁七十五粒，去皮尖　蕤仁半两

通入磁器内，水一斗浸之，春秋五日，夏三日，冬十日，入锅内，文武火熬至小半升，滤去柤①，重汤炖成膏子，却入前药熬之，搅成紫色，入龙脑一钱，每用少许点上。药干，净水化开用。

上方以黄连为君，为疗邪热也；蕤仁、杏仁、龙胆草为臣，为除赤痛，润烦燥，解热毒也；黄丹、青盐、龙脑、白蜜为佐，为收湿烂，益肾气，疗赤肿，和百药也；诃子、海螵蛸、木贼草为使，为涩则不移，消障磨翳也。

万应蝉花散见前

黄膜上冲证

通脾泻胃汤

防风　大黄　玄参　知母各一两　天门冬　黄芩各一两半　麦门冬　芫蔚子各二两

每服五钱，水一盏，煎五分，去滓，食远温服。

神消散　治眼内黄膜上冲，赤膜下垂。

黄芩　蝉蜕　甘草　木贼各五钱　谷精草　苍术各一

---

① 柤（zhā 扎）：渣滓。《广韵·麻韵》："柤，煎药滓。"

两　龙蜕①三条，炒

上末，每服二钱，夜卧冷水调下。

皂角丸　治内外一②切障膜。此药能消膜退翳，如十六般内障，同生熟地黄丸用之，神效。

龙蜕七条　蝉蜕　玄精石③生　穿山甲炒　当归　白术　白茯苓　谷精草　木贼各一两　白菊花　刺猬皮蛤粉炒　龙胆草　赤芍药　连翘各一两五钱　豮猪④爪三十枚，蛤粉炒　人参　川芎各半两

上末，一半入猪牙皂角二挺，烧灰和匀，炼蜜丸，桐子大，每服三十丸，空心食前杏仁汤下；一半入仙灵脾一两，为末和匀，每服用猪肝夹药煮熟，细嚼及用原汁送下，日三。

犀角饮　治黄膜上冲。

犀角二两　白附子炮　麦门冬各二钱半　车前子　羌活　黄芩各五钱

上水煎，食后温服。

赤膜下垂

炙肝散　治外障，赤肉翳膜，遮睛不明。

---

①　龙蜕：即蛇蜕。
②　一：原脱，据虞衡本补。
③　玄精石：为年久所结的小形片状石膏矿石。《本草纲目·石部·金石之五·玄精石》：“宋《开宝》。……其气寒而不温，其味甘咸而降，同硫黄、硝石治上盛下虚，救阴助阳，有扶危拯逆之功。”
④　豮（fén 焚）猪：豮，同“豮”。豮猪即阉割后的公猪。

石决明洗　谷精草各四两　皂角炙，去皮子，二钱半　黄

芩去黑心　木贼各五两　甘草炙，二两　苍术米泔浸七日，切

片，焙，半斤

上为细末，每用豮猪肝一叶，去筋膜，劙①数缝，掺

药末五钱于缝内，仍掺盐一钱合定，用旋着湿柳枝三四条

搁起，慢火炙香熟。早晨空心冷吃尽，仍吃冷饭一盏压

之。仍于三里穴灸二三七壮，三日后有泪下为验，七日翳

膜必退。每旦用新水漱口。

洗眼紫金膏《和剂》　治远年近日，翳膜遮障，攀睛

努肉，昏暗泪多，瞻视不明。或风气攻注，睑生风粟，或

连眶赤烂，怕日羞明，隐涩难开。

黄连去须，半两　赤芍药　当归　朱砂另研　乳香另研

硼砂另研。各二钱半　雄黄研飞，二钱　麝香另研，半钱

上为细末，入研药，拌匀再研，炼蜜丸，如皂角子

大。每用一丸，安净盏内，沸汤泡开，于无风处洗，药

冷，闭目少时，候三两时再煨热，依前洗，一贴可洗三五

次。不得犯铜铁器内洗。如暴赤眼肿者，不可洗。

通肝散见内障

花翳白陷证

知母饮子

知母　茺蔚子各二两　防风　细辛各一两半　桔梗　大

---

① 劙（lí离）：割。

黄　茯苓　芒硝各一两

每服五钱，水一盏，煎至五分，去滓，食后温服。

蕤仁散　治目生花翳，多年不退。

蕤仁汤浸，去赤皮　秦艽去苗。各一两　枳壳炒黄　赤茯苓各一两半　川大黄炒，半两　车前子　青葙子　赤芍药各七钱半　柴胡去苗，一两

上为细末，每服三钱，水一盏，煎六分，连滓热服。

洗肝散　治花翳。

川芎　当归尾　赤芍药　防风　生地黄　白蒺藜　木贼　蝉蜕　羌活　薄荷　苏木　菊花　红花各五钱　甘草三钱

㕮咀，每服三钱，水一盏半，松丝十余根，煎服。外用通明散、七宝膏、炉甘散点。

桑白皮汤　治目生花翳白点，状如枣花。

桑白皮　木通各一两半　泽泻　犀角屑　黄芩　茯神　玄参　旋覆花　川大黄炒 各一两　甘菊花半两　甘草炙，二钱半

上为细末，每服二钱匕，水一盏，煎六分，连滓温服。

琥珀散　治目积年生花翳。

琥珀　珊瑚　朱砂　硇砂白者　马牙硝各半两　乌贼鱼骨半两，先于粗石磨去其涩，用好者一钱　真珠末一两

上研极细，令匀。每日三五次点。

鸡距丸　治花翳泪出。

干姜炮，七钱半　蕤仁细研　鸡舌香　胡粉各半两　黄连一两，研末　礜石①熬，研，一钱二分半

为细末，枣肉丸如鸡距②，注眼大眦，日再。

蟹睛证

防风泻肝散　治蟹眼睛疼。

防风　远志　桔梗　羚羊角　甘草　赤芍药　细辛人参　黄芩各等分

上为细末，温水调服。

磁石丸　治肝肾虚，蟹眼睛疼。

黄芪　青盐　人参　紫巴戟　苁蓉　附子　木香　沉香　防风　牛乳　牛膝　覆盆子　桂心　干姜　远志　熟地黄　茯苓　磁石　苍术　陈皮　白术　川芎　槟榔　大腹皮　白芷　青皮　乌药　独活各等分

上为细末，炼蜜丸，如梧桐子大。每服三十丸，温盐汤送下。

七宝丸　治内障冰翳，如冰冻坚结睛上，先以针拨取之，后以此药散翳。

---

① 礜石：即矾石。《本草纲目·石部·金石之五·矾石》："《本经》上品。……赤白漏下阴蚀，泄痢疮疥，解一切虫蛇等毒，去目赤暴肿齿痛，火炼之良。"

② 鸡距：即枳椇子。《本草纲目·果部·果之三·枳》："《唐本草》。……如鸡爪形，长寸许，纽曲，开作二三歧，俨若鸡之足距……主治头风，小腹拘急。"

石决明捣研，二两　　芜蔚子　人参各一两　　琥珀捣，研，七钱半　　龙脑二钱半，研　　熊胆　真珠捣，研。各半两

上为细末，炼蜜和丸，如梧桐子大。每服十五丸，加至二十丸，食前茶清下。

七宝汤　治内障横翳，横著瞳人，中心起而剑脊，针拨后用。

羚羊角镑　犀角镑。各一两　　胡黄连　车前子　石决明刮，洗，捣，研　　炙甘草各半两　　丹砂另研

上除丹砂、决明外，粗捣筛，每服三钱匕，水一盏，煎七分，去滓，入丹砂末半钱，决明末一字，再煎两沸，食后温服。

清凉散　治冰瑕深翳。

蔓荆子　荆芥　苦竹叶　甘草各半两　　栀子二钱半

上薄荷水煎服。

洗刀散　治风热弦[1]烂，眼目赤肿，内外障翳，羞明怕日，倒睫出泪，两睑赤烂，红筋瘀血，宜用此药。

防风　连翘　羌活　独活　草决明　蔓荆子　木贼　玄参各一两　　当归　荆芥　滑石　薄荷　麻黄　白术　赤芍药　大黄各五钱　　黄芩　川芎　栀子　桔梗　石膏　芒硝　蝉蜕　白菊花　蒺藜各四钱　　甘草　细辛各三钱

上姜同煎，食后服。再用清凉洗眼之药。

---

① 弦：原作"眩"，据《古今图书集成·医部全录》卷一百四十八引洗刀散方改。

二黄散　治努肉攀睛。

黄芩　大黄　防风　薄荷各等分

上水煎，入蜜少许，食后服。

定心丸　治努肉攀睛。

石菖蒲　枸杞子　白菊花各五钱　辰砂二钱　远志二钱半　麦门冬去心，一两

上为末，炼蜜丸，如桐子大。每服三十丸，食后熟水下。

南硼砂散　治努肉瘀突，及痘疮入眼生翳膜。

南硼砂一钱，即白官砂是　片脑一分

上研细末，点眼，用玄参、麦门冬、生地黄煎汤，调洗心散末服。

抽风汤　治鸡冠蚬肉外障。

防风　桔梗　大黄　细辛　黄芩　玄参　芒硝　车前子

上水煎，食远服。

地黄散　治混睛，或白睛先赤而后痒痛，迎风有泪，隐涩难开。

生地黄一两　芍药　土当归　甘草各半两

每服三钱，水一盏半，煎至七分，食后温服。

七宝膏　治混睛外障。

真珠　水晶　贝齿各一两　石决明　琥珀各七钱半　空青①　玛瑙　龙脑各半两

上为细末，研匀，水五升，石器内煎至一升，去滓，再煎至一盏，入蜜半两，煎和为膏，每至夜卧时点之。早晨不得点。

羚羊角饮子　治黑翳如珠外障。

羚羊角　五味子　细辛　大黄　知母　芒硝各一两　防风二两

上剉碎，每服五钱，水一盏，煎至五分，去滓，食后温服。

补肾丸　治证同上。

人参　茯苓　细辛　五味子　肉桂　桔梗各一两　干山药　柏子仁各二两半　干地黄一两半

上为细末，炼蜜和丸，如梧桐子大。每服十丸，空心茶下。

退热饮子　治膜入水轮外障。

防风　黄芩　桔梗　茺蔚子各二两　大黄　玄参　细辛　五味子各一两

上剉碎，每服一钱，水一盏，煎五分，去滓，食后温服。

青葙子丸　治肝心毒热，丁翳入黑睛。

---

① 空青：《本草纲目·石部·金石之四·空青》：“《本经》上品。……青盲耳聋，明目，利九窍，通血脉，养精神，益肝气。”

青葙子　蓝实①　枳壳去瓤，麸炒　大黄剉，炒　菊花　甘草炙。各二两　草决明　黄连去须　芜蔚子　细辛去苗　麻黄去根节　车前子各一两半　鲤鱼胆　鸡胆各一枚，阴干　羚羊角镑，三两

上为细末，炼蜜丸，如梧子大。每服二十丸，食后茶清送下，日三。兼治内外一切眼病。

琥珀煎　治眼生丁翳，久治不瘥。

琥珀　龙脑各二钱半　贝齿　朱砂各半两　马牙硝炼过者，七钱半

上同研如面，以水一大盏，别入白蜜一两搅和，入通油磁瓶中，用重汤煮，以柳木篦煎取一合已来即住，以绵滤于不津磁瓶中盛之，或铜器亦得。每取少许点之。一方，为细末点。

荆防菊花散　治眼中肤翳侵及瞳人，如蝇翅状。

白菊花　防风去叉　木通　仙灵脾　木贼　荆芥去梗　甘草炙。各等分

上为末，每服一钱，食后，茶清调下。

白鲜皮汤　治目肤翳，睛及瞳人上有物如蝇翅状，令人视物不明。

白鲜皮　款冬花　车前子　柴胡去苗　枳壳去瓤，麸炒

---

① 蓝实：即蓝子。《本草纲目·草部·草之五·蓝》："《本经》上品。……填骨髓，明耳目，利五脏，调六腑，通关节，治经络中结气，使人健少睡，益心力。"

黄芩去黑心 各一两　　百合二两　　菊花　蔓荆子各一两半　甘草
炙，半两

上剉碎，每服五钱，水一盏半，煎八分，去滓，食后
温服，临卧再服。

菊花散　治肝受风毒，眼目昏蒙，渐生翳膜。

蝉蜕　木贼各一两　蒺藜炒　羌活各三两　白菊花四两
荆芥　甘草各二两

上为末，每服二钱，食后，茶清调下。

磨光散　治诸风攻眼，消磨翳膜。

蒺藜炒　防风　羌活　白菊花　甘草　石决明煅　草
决明　蝉蜕　蛇蜕炒　川芎各等分

上为末，每服一钱，麦门冬汤食后、临卧服。

甘菊花散　治肝气壅塞，翳膜遮睛，隐涩难开。

甘菊花一两　木贼　防风去叉　白蒺藜　甘草炙。各半
两　木香二钱半

上为细末，每服一钱匕，不拘时，沸汤点服。

道人开障散　治诸障①翳。

蛇蜕洗，焙，剪细　蝉蜕洗，焙　黄连去须。各半两　绿
豆一两　甘草二钱，生用

上剉细，每服二钱，食后、临卧新水煎服。

拨云散　能散风毒，退翳障及赤烂弦者。

---

① 障：原作"瘴"，据《医方类聚》卷六十七引《直指方》本方改。

羌活　防风　川芎　白蒺藜　荆芥　蝉蜕　甘菊花各二两

上为细末，每服二钱，食后，桑白皮煎汤调服。

五退散　治眼中翳障。

蝉蜕　蛇蜕　蚕蜕　猪蜕蹄①　鲮鲤甲②　防风　菊花　草决明　石决明　甘草各等分

上为细末，每服二钱，食后，薄荷煎汤调服。

朱僧热翳方

蝉蜕洗，晒　蒺藜炒，去角。各半两　防风　甘菊花　羌活　川芎　细辛　荆芥穗　秦皮　楮实　藁本　甘草　木贼去节，童便浸一宿。各二钱半，晒干

上为细末，每服一钱，茶清调下。

珍珠退翳散

珍珠少许　白泽石膏　乌贼鱼骨　真蚌粉等分

上为细末，每服一钱，用第二次米泔调，食后、临卧常服。

决明子散　治眼卒生翳膜，视物昏暗，及翳覆裹瞳人。

决明子　黄连去须　川升麻　枳壳去瓤，麸炒　玄参各一两　黄芩七钱半　车前子　栀子仁　地肤子　人参去芦。

① 猪蜕蹄：即猪蹄甲。《本草纲目·兽部·兽之一·豕》："《本经》下品。……五痔，伏热在腹中，肠痈内蚀（《本经》）。同赤木烧烟熏，碎一切恶疮（仲景）。"

② 鲮鲤甲：即穿山甲。

各半两

上剉碎，每服三钱，水一中盏，煎至六分，去滓，食后温服。

真珠散　治眼忽生翳膜，赤涩疼痛。

真珠研，半两　青葙子　黄芩各二两　人参去芦　甘菊花　石决明捣碎细研，水飞　芎䓖　甘草炙。各一两

上为细末，每服一钱，食后，温浆水调下。

开明丸　治年深日近翳障昏盲，寂无所见，一切目疾。

熟地黄一两半，酒浸　菟丝子　车前子　麦门冬去心　蕤仁去皮　决明子　地肤子　茺蔚子　枸杞子　黄芩　五味子　防风去芦　泽泻　杏仁炒，去皮尖　细辛去叶，不见火　青葙子　北葶苈炒。各一两　官桂半两　羊肝须用白羊者，只用肝，薄切，瓦上焙干了作末，或只以肝煮烂，研，为丸。庶可久留，少则以蜜渍之

上为细末，丸如梧桐子大。每服三十丸，热水下，日三。仍忌生姜、糟酒、炙煿等热物。

秘传去翳圣金膏

炉甘石五两，用童便煅淬三十次，却研极细，用黄连、龙胆草各一两，当归三钱，煎水两碗，飞过讫，重汤蒸干，再研约一日，要如面，极细。炉甘石须拣白色者佳　黄连五两，水洗净，晒干，却将一两切碎煎水，四两碾为细末，重罗过，再研极细，用水飞过，却

于砂铫内煮，此药最难，冬月用雪水和药，晒干，再研方细　密陀僧①火煅，醋淬，研极细，水飞过，半两　乌贼鱼骨半两，研细，入煎　乳香要通明滴乳，用黄连等水研，飞过　没药研，用黄连等水飞。各三钱　白丁香水飞过，重汤内煮干，再研，入煎　南硼砂研细入　轻粉研细入。各一钱　鹰条②一钱，以水一碗飞过，同白丁香用水淘，飞过，合研入煎，须多淘，净秤　硇砂半钱，洗去泥，以水入铁铫内煮干，如盐样白方好，再研细，入药煎　黄丹一两，用铁铫火煅过，研细末，入水飞，重汤煮干，再研一时顷，入煎　蜜四两，用水一盏，铜铫内煮，以葱白二茎搅蜜，候煎了，取铫顿地上，用净纸一片，揭去面上蜡　龙胆草一两，截碎，水煎　当归半两，净，以一半焙干，研细末，再用些水研，一半煎水用

上先以黄连、当归、龙胆草三味截碎，用铫子煎二大碗水，用此水研乳香、没药，飞过，可用此水飞过鹰条、白丁香，独将黄连四两洗净，令干，碾为细末，重罗了又研，飞过，或别作法度，但要极细，于砂铫内用净蜜四两同煮，却旋入诸药，煎成膏，可丸即止，独后入下二味。

麝香半钱，重用当门子③，研细罗过　片脑半钱，重研细，罗过，候药煎成膏，却入此二味

此药远年目疾皆治，须随病轻重为大小丸与之。每以

---

① 密陀僧：铅的氧化物矿物。《本草纲目·金石部·金石之一·密陀僧》："《唐本草》……久痢，五痔，金疮，面上瘢，面膏药用之。"

② 鹰条：鹰的粪便。《本草纲目·禽部·禽之四·鹰》："《别录》中品。……伤挞灭痕。"

③ 当门子：麝香中气香强烈而特异，成颗粒状者。《本草纲目·兽部·兽之二·麝》："《本经》上品。……凡使麝香，用当门子尤妙。"

净汤一鸡弹壳大化开，日洗五七次，或如麦粒大点眼尤妙。

卷帘散 治久新病眼，昏涩难开，翳膜遮睛，或成努肉，连睑赤烂，常多冷泪，或暴发赤眼肿痛。

炉甘石四两，碎　朴硝半两，细研　黄连七钱，捶碎，以水一碗煮数沸，滤去滓

上先将炉甘石末入坩锅①内，开口煅令外有霞色为度；次将黄连、朴硝水中浸，飞过，候干；又入黄连半钱，水飞过，再候干。次入：

腻粉另研　硇砂另研　白矾半生用，半飞过　黄连研为末各半两　铜青一两半　白丁香另研　乳香另研　铅白霜另研青盐另研　胆矾另研。各一字

上为细末，同前药研匀，每用少许点眼。

照水丸 治目生翳障。

龙脑　滑石　丹砂通明者　乌贼鱼骨去甲

上各一钱研细，再同研匀。先用黄蜡皂子大，于新白磁盏内慢火熔，以纱帛子滤在净盏内，再熔了，将前药末同拌和，捏作饼子，如半破豌豆大，用薄绢或纱袋子盛了，以硇砂半两放净碗内，上交横安竹片，放药在上面铺着，借硇砂气熏，用大碟子一片合碗上，勿令透气。撅一地坑，放药碗在坑内，用竹箅②一片盖了，然后

---

① 坩：原作"甘"，应为形近之误，据文义改。
② 竹箅（bǐ 比）：覆盖甑底的竹席。

以黄土盖之，七日出，净磁瓶中收，其硇砂不用。如患浮翳膜侵瞳人，及一切目疾，但临卧将一饼扎在眼眦头，即睡至晓，用水一碗，向东觑水碗，其药自落在水中，净浴却，用绢帛子裹起，安洁净处，临卧依前再使。每饼可用半月。候药力慢时，方易一饼。如两目有疾，即用两饼。

通光散 治攀睛，翳膜昏涩，风毒肿痛，洗眼方。

上用瓜蒌一枚，割下顶盖，取瓢并子，同猪胰子捣匀，却装在瓜蒌内，用圆盖盖之，坐净土上，取桑条子十两，约长四五寸，簇瓜蒌上，用炭火烧，扇之，烟尽将成灰即住火，扇冷，和灰通研极细。每用二钱，沸汤浸，澄清去脚洗之。

指甲散 治眼翳及诸物入眼。

上以左手中指甲洗净候干，以刀刮其屑，用灯草蘸点眼中翳处，一二次即去。或用怀孕妇人爪甲屑，置目中去翳。

珊瑚散 治眼赤痛，生翳障，远视不明，痒涩。

珊瑚七钱半　朱砂五钱　龙脑半钱

上各研细，令匀。每以铜箸取一米许，日三四度点之。神效。

青金丸 治风毒攻眼，成外障翳膜。

铜青真者　蕤仁去皮尖，与铜青同浸二宿，去水研　石决明净水磨，沥干　生犀角净水磨纸上，飞过。各一钱　龙脑研　白

丁香水研飞，去滓　海螵蛸水飞过。各半钱

上将铜青与蕤仁先研如糊，次入白丁香研，次入四味研极细，用好墨研浓汁于净器中，和熟为丸如绿豆大。每用人乳汁化开点眼。未用者常以龙脑养①于磁器中。

猪胆方

上以猪胆一枚，用银铫或瓦铫煎成膏，入冰脑如黍米大，点入眼中。微觉翳轻，又将猪胆白膜皮阴干，合作小绳如钗股大小，止用一头烧灰，待冷，点翳，数日后翳退，双目如旧。此治翳，如重者尤良，不过三五度，瘥。

疗翳五十年不瘥

贝齿一枚，烧　豆豉三十粒　三年苦酒三升，一作三年醋

上先渍贝齿三宿，消尽后，内豆豉微火煎如胶。取三合药置筒中，夜卧时着如小麦大于眦头，明日以汤洗之。

治赤眼后生翳膜

上以兰香子②洗净晒干，每用一粒，以箸头点大眦头，闭目即觉药在目内团圆旋转，药力过即不转，须臾自随眵泪出。若③翳膜在上如鱼眼，再入一粒，以病退为度。一

---

① 养：贮藏。

② 兰香子：罗勒子之别名。《本草纲目·菜部·菜之一·罗勒》："宋《嘉》附。……目翳及尘物入目，以三五颗安目中，少顷当湿胀，与物俱出。"

③ 若：原作"惹"，疑为形近之误，据文义改。

方，为细末，每取如米大，点眼眦头。昔庐州①知录彭大辩父在临安暴得此疾，一僧以此药治之。坐间瞭然，因得此方，屡以治人。

枸杞煎　治眼中翳少轻者。兼治眼涩痛。

上取枸杞及车前子叶等分，手中熟挼②，使汁欲出，又别取桑叶两三重，裹之，悬于阴地，经宿，乃摘破桑叶取汁点目中，不过三五度，瘥。

雀乳散　治眼热毒卒生翳及赤白膜。

上以雄雀粪细研，用人乳汁和，点之。

真珠膏　治眼虚热，目赤痛，卒生翳膜昏暗。

真珠一两，研　麝香　朱砂　胡粉各二钱半　贝齿五枚，烧灰　鲤鱼胆二枚　白蜜四两，煎，滤过

上除鱼胆、蜜外，都研如粉，以鱼胆汁、蜜于铜器中调，令匀，慢火煎成膏。每以铜箸取少许点之，日三四。

鸡子壳散　治眼卒生翳膜。

鸡子壳抱出子者，去膜，取白壳，研，二钱半　贝齿三枚，煅灰

上研极细，入磁盒中盛。取少许，日三五度点之。

羌活退翳膏一名复明膏　治足太阳寒水膜子遮左右睛，白翳在上，视物不明。

羌活根七分　椒树西北根二分，东南根二分　当归梢六分

---

① 庐州：合肥别称。
② 挼（ruó若）：揉搓。

黄连二钱　防风根　柴胡根　麻黄去节根　升麻根　生地黄
各三分　甘草梢四分　蕤仁六个　汉防己　藁本各二分

上用净新汲水一大碗，先将汉防己、黄连、甘草梢、
生地黄煎至一半，下余药外药，再煎至一盏，去滓，入银
石器中再煎如膏，点之。有效为度。

蝎附散　搐鼻退翳膜。

全蝎　附子尖　姜黄　青黛各二钱半　薄荷一两　鹅不
食草半两

上为细末，口含水，搐少许。

玉饼子　治翳膜。

海螵蛸　蛤粉南康真者。各五分　片脑半分　黄蜡五分

上为末，先熔蜡，持起搅微冷，入末为丸，如青葙子
大，带扁些。每用一饼，临卧纳入眼中翳膜上，经宿，以
水照之，其饼自出。

照水丸　治翳神验。

海螵蛸一钱　朱砂五分　片脑半分　黄蜡八分

上末，先熔蜡，搅，微冷入末，和为丸，如麻子大，
带扁些。临卧纳眼中翳膜上，次日照水自落。

内　障

人参补胃汤《试效》　治劳役所伤，饮食不节，内障
昏暗。

黄芪　人参各一两　炙甘草八钱　蔓荆子二钱半　黄柏酒

拌四遍　白芍药各三钱

上哎咀，每服三五钱。水①二盏，煎至一盏，去滓，食远稍热服，临卧。三五服后，两目广大，视物如童，时觉两脚踏地不知高下，盖冬天多服升阳药故也。病减住服，候五七日再服。此药春间服，乃时药也。

圆明内障升麻汤即冲和养胃汤

黄芩黄连汤

黄芩酒洗，炒　生地黄酒洗　草龙胆酒洗，炒四次。以上各一两　黄连去须，酒洗，炒，七钱

上哎咀，每服二钱，水二盏，煎数沸，去滓，再煎至一盏，热服。午后晚间俱不可服，唯午饭时服之方效。

复明散　治内障。

黄芪一钱半　生地黄　柴胡　连翘　甘草炙。各一钱当归二钱　苍术　川芎　陈皮各五分　黄柏三分

水二大盏，煎至一盏，去渣，稍热服，食后。忌酒、湿面、辛热大料之物。

羌活退翳丸一名地黄丸

治内障，右眼小眦青白翳，大眦微显白翳，脑痛，瞳子散大，上热恶热，大便涩或时难，小便如常，遇天热暖处，头痛睛胀，能食，日没后、天阴则昏暗。此证亦可服滋阴地黄丸。

---

① 水：原误作“冰”，据带月楼本改。

熟地黄八钱　生地黄酒制　黄柏酒制　当归身酒制　茺
蔚子　丹参各半两　黑附子炮　寒水石生用。各一钱　芍药一
两三钱　防己酒制，二钱　知母酒制　牡丹皮　羌活　川芎各
三钱　柴胡半两或三钱

上为细末，炼蜜丸如小豆大，每服五七十丸，空心白
汤送下。如消食未尽，候饥时服之。忌语言。随后以食压
之。东垣《兰室秘藏》方云：翳在大眦加葛根、升麻，翳
在小眦加柴胡、羌活是也。

当归汤 见瞳子散大

冲和养胃汤　治内障初起，视觉微昏，空中有黑花，
神水变淡绿色。次则视物成二，神水变淡白色。久则不
睹，神水变纯白色。

柴胡七钱　人参　当归酒浸　炙甘草　白术　升麻　葛
根各一两　黄芪　羌活各一两半　白芍药六钱　防风五钱　白
茯苓三钱　五味子二钱　干生姜一钱

上咬咀，每服六钱。水三盏，煎至二盏，入黄芩、黄
连各一①钱，再煎至一盏，去滓，稍热食后服。

上方因肝木不平，内挟心火，故以柴胡平肝，人参开
心，黄连泻心火为君；酒制当归荣百脉，五味敛百脉之
沸，心包络主血，白芍药顺血脉，散恶血为臣；白茯苓泻
膀胱之湿，羌活清利小肠之邪，甘草补三焦，防风升胆之

---

① 各一：原作"汤二"，据《原机启微》卷下冲和养胃汤方改。

降为佐；阴阳皆总于脾胃，黄芪补脾胃，白术健脾胃，升麻、葛根行脾胃之经，黄芩退壮火，干生姜入壮火为导为使。此方逆攻从顺反异正宜①俱备。

益气聪明汤 治证同上。并治耳聋耳鸣。

黄芪 人参各一钱二分半 升麻七钱半 葛根三钱 蔓荆子一钱半 芍药 黄柏酒炒。各一钱 炙甘草半钱

每服四钱。水二盏，煎至一盏，去椌，临睡热服，五更再煎服。

上方以黄芪、人参之甘温，治虚劳为君；甘草之甘平，承接和协，升麻之苦平微寒，行手阳明、足阳明、足太阴之经为臣；葛根之甘平，蔓荆子之辛温，皆能升发为佐；芍药之酸微寒，补中焦，顺血脉，黄柏之苦寒，治肾水膀胱之不足为使。酒制又炒者，因热用也。或有热，可渐加黄柏，春夏加之，盛暑倍加之，加多则不效。脾胃虚者去之。热倍此者，泻热黄连汤主之。

泻热黄连汤 治内障证同上，有眵泪眊矂。

黄芩酒炒 黄连酒洗 柴胡酒炒 生地黄酒洗。各一两 龙胆草三钱 升麻五钱

每服三钱，水二盏，煎至一盏，去滓，午食前热服。午后服之，则阳逆不行，临睡休服，为反助阴也。

上方治主治客之剂也。治主者，升麻主脾胃，柴胡行

---

① 逆攻从顺反异正宜：逆攻，正宜，均指正治；从顺，反异，均指反治。

肝经为君；生地黄凉血为臣，为阳明、太阴、厥阴多血故也；治客者，黄连、黄芩皆疗湿热为佐，龙胆草专除眼中诸疾为使，为诸湿热俱从外来，为客也。

千金磁朱丸 治神水宽大渐散，昏如雾露中行，渐睹空中有黑花，渐睹物成二体，久则光不收，及内障神水淡绿色、淡白色者。

磁石吸针者 辰砂 神曲

先以磁石置巨火中煅，醋淬七次，晒干，另研极细，二两，辰砂另研极细一两，生神曲末三两，与前药和匀，更以神曲末一两，水和作饼，煮浮为度，搜入前药，炼蜜为丸，如梧桐子大。每服十丸，加至三十丸，空心饭汤下。

上方以磁石辛咸寒，镇坠肾经为君，令神水不外移也；辰砂微甘寒，镇坠心经为臣，肝其母，此子能令母实也，肝实则目明；神曲辛温甘，化脾胃中宿食为佐，生用者，发其生气，熟用者，敛其暴气也。服药后，俯视不见，仰视渐睹星月者，此其效也。亦治心火乘金，水衰反制之病。久病累发者，服之则永不更作。空心服此。午前更以石斛夜光丸主之。

按：此方磁石法水入肾，朱砂法火入心，而神曲专入脾胃，乃道家黄婆媒合婴姹①之理。倪生释之为费词矣。

---

① 婴姹（chà 诧）：道家术语，婴儿为坎，属肾气，姹女为离，属心神。

或加沉香半两，升降水火尤佳。

石斛夜光丸　治证同上。

天门冬_焙　人参　茯苓各二两　麦门冬　熟地黄　生地黄各一两　菟丝子_{酒浸}　甘菊花　草决明　杏仁_{去皮尖}　干山药　枸杞子　牛膝_{酒浸。各七钱半}　五味子　蒺藜　石斛　苁蓉　川芎　炙甘草　枳壳_{麸炒}　青葙子　防风　黄连　乌犀角_镑　羚羊角_{镑。各半两}

为细末，炼蜜丸如桐子大。每服三五十丸，温酒、盐汤任下。

上方羡补药①也。补上治下，利以缓，利以久，不利以速也。故君以天门冬、人参、菟丝子之通肾安神，强阴填精也；臣以五味子、麦门冬、杏仁、茯苓、枸杞子、牛膝、生熟地黄之敛气除湿，凉血补血也；佐以甘菊花、蒺藜、石斛、肉苁蓉、川芎、甘草、枳壳、山药、青葙子之治风疗虚，益气祛毒也；使以防风、黄连、草决明、羚羊角、生乌犀之散滞泄热，解结明目也。阴弱不能配阳之病，并宜服之，此后则顺之治法也。

益阴肾气丸　治证同上。

熟地黄②_{三两}　生地黄_{酒制，炒，四两}　当归尾_{酒制}　牡丹皮　五味子　干山药　山茱萸　柴胡_{各半两}　茯苓　泽泻_{各二钱半}

---

①　羡补药：即补益药。羡，富余。
②　熟地黄：此下原衍"酒"，据《原机启微》卷下益阴肾气丸方删。

为末，炼蜜丸如桐子大，水飞辰砂为衣。每服五七十丸，空心淡盐汤下。

上方壮水之主，以镇阳光。气为怒伤，散而不聚也，气病血亦病也。肝得血而后能视，又目为心之窍，心主血，故以熟地黄补血衰，当归尾行血，牡丹皮治积血为君；茯苓和中益真气，泽泻除湿泻邪气，生地黄补肾水真阴为臣；五味子补五脏，干山药平气和胃为佐；山茱萸强阴益精，通九窍，柴胡引入厥阴经为使。蜜剂者，欲泥膈难下也。辰砂为衣者，为通于心也。然必兼千金磁朱丸服之，庶易效。

滋阴地黄丸 治证同上，眵多眊矂者并治。

黄芩　当归身酒制　熟地黄各半两　天门冬焙　甘草炙　枳壳　柴胡　五味子各三钱　人参　地骨皮各二钱　黄连一两　生地黄酒制，一两半

为细末，炼蜜丸，桐子大。每服百丸，食后茶汤下，日三服。

上方治主以缓，缓则治其本也。以黄连、黄芩苦寒，除邪气之盛为君；当归身辛温，生熟地黄苦甘寒，养血凉血为臣；五味子酸寒，体轻浮上，收神水之散大，人参、甘草、地骨皮、天门冬、枳壳苦甘寒，泻热补气为佐；柴胡引用为使也。亡血过多之病，有热者，亦宜服。

羚羊角汤 治青风内障，劳倦加昏重，头旋脑痛，眼内痛涩者。

羚羊角　人参　玄参　地骨皮　羌活各一两　车前子一两半

上为末，以水一盏，散一钱，煎至五分，食后去滓温服。

楼全善云：此方并后羚羊角散、补肝散、羚羊角引子，皆以羚羊角、玄参、细辛、羌活、防风、车前子为君，盖羚羊角行厥阴经药也，丹溪云羚羊角入厥阴经甚捷是也。玄参、细辛行少阴经药也。海藏云，玄参治空中氤氲之气，无根之火，为圣药也。羌活、防风、车前子行太阳经药也。如筋脉枯涩者，诸方中更加夏枯草，能散结气，有补养厥阴血脉之功，尝试之有验。然此诸方，又当悟邪之所在，若气脱者，必与参膏相半服之；气虚者，必与东垣补胃人参汤、益气聪明汤之类相半服之；血虚者，必与熟地黄丸之类相兼服之。更能内观静守，不干尘累，使阴气平伏，方许作效。

杏仁方　治肝肾风虚，瞳人带青，眼多黑暗。润泽脏腑，洗垢开光，能驱风明目。

上用杏仁五枚，去皮尖。五更初就床端坐，勿言勿呼，息虑澄神。嚼杏仁一粒，勿咽，逐一细嚼五粒，候津液满口，分为三咽，直入肝肾，惟在久而成功。

羚羊角散　治绿风内障，头旋目痛，眼内痛涩者。

羚羊角　防风　知母　人参　茯苓　玄参　黄芩　桔梗　车前子各一两　细辛三两

上为末，以水一盏，散一钱，煎五分，食后去粗温服。

又**羚羊角散** 治绿风内障。

白菊花 川乌炮 川芎 车前子 防风各五钱 羌活 半夏 羚羊角 薄荷各二钱半 细辛二钱

上生姜煎服；或为末，荆芥汤调服。

白附子散 补肾磁石丸俱见目昏花

还睛散 治眼翳膜，昏涩泪出，瘀血努肉攀睛。

川芎 草龙胆 草决明 石决明 荆芥 枳实 野菊花 野麻子 白茯苓去皮 炙甘草 木贼 白蒺藜 川椒炒，去子 仙灵脾 茵陈各半两

上为细末，每服二钱，食后茶清调下，日三服。忌杂鱼肉及热面、荞麦等物。一方，有楮实子，无仙灵脾、茵陈、枳实三味。

芦荟丸 治黑水凝翳内障，不痛不痒，微有头旋，脉涩者。

芦荟 甘草各二钱半 人参 牛胆各半两 柏子仁 细辛各一两 羚羊角二两，蜜炙

上为末，炼蜜丸，如桐子大。空心茶清下十丸。

大黄泻肝散 治乌风。

郁李仁 荆芥各二钱半 甘草 大黄各五钱

上水煎，食后服。

坠翳丸 治偃月内障，及微有头旋额痛。

青羊胆 青鱼胆 鲤鱼胆各七个 熊胆二钱半 牛胆半

两　石决明一两　麝香少许

上为细末，面糊为丸，如桐子大。每服十丸，空心茶清下。

磁石丸　治雷头①风变②内障，头旋，恶心呕吐。

磁石烧赤，醋淬二次　五味子　牡丹皮　干姜　玄参各一两　附子炮，半两

上为末，炼蜜丸，如桐子大。食前茶下十丸。

补肝散　治肝风内障，不痛不痒，眼见花发黄白黑赤，或一物二形难辨。

羚羊角　防风各三两　人参　茯苓各二两　细辛　玄参车前子　黄芩炒　羌活各一两

上为末，食后米饮调服一钱。

又补肝散　治圆翳内障。

熟地黄　白茯苓　白菊花　细辛　白芍药　柏子仁甘草　防风　北柴胡

上水煎，食后服。

补肾丸　治圆翳内障。

巴戟　山药　破故纸炒　牡丹皮　茴香各五钱　肉苁蓉枸杞子各一两　青盐二钱半

上为末，炼蜜为丸，如梧桐子大。每服三十丸，空心盐汤下。

---

① 头：原脱，据《奇效良方》卷五十七磁石丸方补。
② 变：原脱，据《奇效良方》卷五十七磁石丸方补。

羚羊角饮子《龙木》 治圆翳内障，不痛不痒。

羚羊角三两 细辛 知母 车前子 人参 黄芩各二两
防风二两半

上为末，每服一钱，以水一盏，煎至五分，食后去滓
温服。

皂角丸见外障

生熟地黄丸《和剂》 治肝虚目暗，膜入水轮，眼见
黑花如豆，累累数十，或见如飞虫，诸①治不瘥。或视物
不明，混睛冷泪，翳膜遮障，内外障②眼，并皆治之。

石斛 枳壳 防风 牛膝各六两 生地黄 熟地黄各一
斤半 羌活 杏仁各四两 菊花一斤

上末，炼蜜丸，如桐子大。每服三十丸，以黑豆三升
炒，令烟尽为度，滓好酒六升，每用半盏，食前送下，或
蒺藜汤下。

通肝散 治冰翳内障。

栀子 蒺藜炒 枳壳 荆芥各四钱 车前子 牛蒡子炒
各二钱 甘草四钱

上末，每服二钱，苦竹叶汤食后调下。

八味还睛散 治散翳内障。

蒺藜炒 防风 甘草炙 木贼 栀子各四钱 草决明八

---

① 诸：原作"者"，据修敬堂本改。
② 障：原作"瘴"，据《古今图书集成·医部全录》卷一百四十五引
本方改。

钱　青葙子炒　蝉蜕各二钱

上末，每服二钱，麦门冬汤调，食后服。

空青丸　治沉翳，细看方见其病最深。

空青一钱，一方用一铢　细辛　五味子　石决明另研　车前子各一两　知母　生地黄　防风各二两

上为细末，炼蜜丸如桐子大。每服十丸，空心茶汤下。

凉胆丸　治眼状青色，大小眦头涩痛，频频下泪，口苦，少饮食，兼治黑花翳。

黄连洗，不见火　黄芩　荆芥　龙胆草各半两　芦荟　防风各一两　黄柏去粗皮　地肤子各二钱半

上为细末，炼蜜和丸，如梧子大。每服二十丸，食后薄荷汤送下。

还睛丸

川芎　白蒺藜　木贼　白术　羌活　菟丝子　熟地黄　甘草各等分

上为细末，炼蜜丸如弹子大，空心熟汤嚼下。

又方

川乌　地黄　白术　茯苓　石决明　杏仁　川芎　菟丝子各三两　当归　防风　荆芥　蔓荆子各半两

上为末，猪胆汁和丸，如梧子大。每服三十丸，麦门冬汤下。

除风汤　治五风变成内障，头旋偏肿痛，瞳人结

白者。

羚羊角　车前子　芍药　人参　茯苓　大黄　黄芩
芒硝各一两

上为末，水一盏，散一钱，煎至五分，食后去滓
温服。

《本事方》治内障。

白羯羊肝只用子肝①一片，薄切，新瓦上焙　熟地黄一两半
菟丝子　蕤仁　车前子　麦门冬　地肤子去壳　泽泻　防
风　黄芩　白茯苓　五味子　杏仁炒　桂心炒　细辛　枸
杞子　茺蔚子　苦葶苈　青葙子各一两

上为细末，炼蜜丸如桐子大。每服三四十丸，温汤
下，日三服，不拘时候。张台卿尝苦目暗，京师医者令灸
肝俞，遂转不见物，因得此方，眼目遂明。一男子内障，
医治无效，因以余剂遗之，一夕灯下语其家曰，适偶有所
见，如隔门缝见火者，及旦视之，眼中翳膜俱裂如线。张
云，此药灵，勿妄与人，忽之则无验。予益信之，且欲广
其传也。

罗汉应梦丸　治内障，及因病赤眼，食咸物而得者。

夜明砂净　当归　蝉蜕洗　木贼去节。各等分

上为末，用羯羊子肝四两，水煮烂，捣如泥，入前药
末捣和，丸如桐子大。每服五十丸，食后熟水下，百日眼

---

① 子肝：肝分两叶，小的为子肝。

如故。昔日徐道亨奉母至孝，患眼食蟹，遂成^①内障，暗诵般若经，与市得钱米，既侍母。忽一夕梦罗汉授此方服，眼得复明。

神仙碧霞丹　治内障。

当归　没药各二钱　血竭　白丁香　硼砂　片脑　麝香各一钱　马牙硝　乳香各半钱　黄连三钱　铜绿一两半，为衣

上为细末，熬黄连膏和丸，如鸡头实大。每用新汲水半盏，于磁盒内浸，常用每一丸可洗四五日。大病不过一月，小病半月，冷泪三日见效。

内外障通治

远志丸　清心明目，益肝退翳。

远志水浸，去心晒干，姜汁蘸焙　车前子　白蒺藜炒，去刺细辛各七钱半　全蝎五枚　蝉壳一两，洗，焙　熟地黄洗，焙茯神去木　川芎　人参　茺蔚子　芦荟研　琥珀　生地黄蔓荆子各半两

上为细末，炼蜜为丸，如梧子大。每服五十丸，空心用米饮，临睡用菖蒲汤下。

局方明目地黄丸　治男女肝肾俱虚，风邪所乘，热气上攻，目翳遮睛，目涩多泪。

---

① 成：原脱，据《普济方》卷七十九引《经验良方》罗汉应梦丸方补。

牛膝酒浸，三两　石斛　枳壳炒　杏仁去皮，炒　防风各四两　生熟地黄各一斤

上为末，炼蜜丸如梧子大①。每服三十丸，食前盐汤下。

固本还睛丸　治远年一切目疾，内外翳膜遮睛，风弦烂眼，及老弱人目眵多糊，迎风冷泪，视物昏花等证。

天门冬　麦门冬　生地黄　熟地黄各三两　白茯苓枸杞子　人参　山药各一两五钱　川牛膝　石斛　草决明杏仁　菟丝子酒煮，焙　白菊花　枳壳各一两　羚羊角屑乌犀角屑　青葙子　防风各八钱　五味子　甘草炙　蒺藜川芎　黄连各七钱

上为末，炼蜜丸，梧子大。每服五十丸，盐汤下。

还睛丸　治眼目昏翳。

蝉蜕　苍术　熟地黄　川芎　蒺藜炒。各一两　羌活防风　茺蔚子　木贼　白菊花　荆芥　蔓荆子　杏仁　菟丝子酒煮，焙　石决明煅　蛇皮酒浸，洗净，焙。各五钱

上为末，炼蜜丸如弹子大。每服一丸，细嚼，薄茶下。

仙术散　治眼中翳膜。

蛇皮用皂角水洗　木贼　蝉蜕　蒺藜炒　谷精草　防风羌活　川芎　杏仁　甘草各二钱五分　苍术一两二钱半

---

① 大：原作"人"，据修敬堂本改。

上细末，每服一钱，食后蜜汤下。

梦灵丸　治内外障眼。

防风蜜炙　威灵仙　枸杞子　蕤仁去壳　苍术米泔浸　石决明水一升，煮干　蚌粉飞过　谷精草各一两　菊花二两

上为细末，用雄猪肝一具，竹刀切去筋膜，和药捣千余杵，入面少许共捣，丸梧桐子大。每服三十丸，食后盐汤下。忌煎煿①、醋、豆腐等毒物。

五退还光丸　治内外障眼。

蝉蜕炒　蛇蜕炒　猪前爪烧存性　刺猬皮麸炒，去麸　苍术泔水浸，炒干　枳实　防风　草决明各一两　蚕蜕半两

上为细末，炼蜜为丸，如梧桐子大。每服二十丸，茶清送下，一日二服。

空青丸　治肝肾久虚，目暗，渐生翳膜。

空青研细水飞　真珠研。各二钱半　犀角屑　羚羊角屑　防风去叉　防己　升麻剉。各半两　麦门冬去心，焙　人参　茺蔚子　阳起石细研　前胡去芦。各一两　虎睛一对

上为细末，炼蜜丸，如梧子大。每服五丸，加至十丸，麦门冬煎汤送下，温椒汤亦得。

蕤仁丸　治内外障眼。

蕤仁三两　车前子　黄连去须。各二两　青葙子汤浸　黄芩去黑心　秦艽去苗　生地黄　羚羊角末　防风去叉。各一两

---

① 煿（bó 博）：煎炒或烤干食物。

半　人参　天门冬焙，去心　升麻　苦参炒　地肤子　菊花　玄参炒　羌活去芦　决明子炒　地骨皮　甘草炙　丹砂各一两二钱半　麦门冬去心，焙，七钱半

上为细末，炼蜜丸如桐子大。每服二十丸，加至三十丸，食后煎百合汤送下。但有瞳人，不拘内外翳，并治之。

观音丸　治内外障失明，或欲结青光内障，或赤脉疼痛。

血竭　熊胆研。各二钱　人参　蛇蜕皂角水洗，新瓦焙。各半两　地骨皮洗，晒　木贼去节，童便浸，焙　苍术童便浸二宿，晒　鹰爪黄连去须　威灵仙　蔓荆子　茺蔚子　车前子　川芎　当归　羌活　蝉蜕洗，晒　石决明煅半生。各一两　蚕蜕纸①二十幅，炒焦

上为细末，用羖羊肝一具，去筋膜，慢火煮半生半熟，带血性，和药同捣，以粟米粉用肝汁煮糊，丸如梧子大。每服七八十丸，食后温米泔或石菖蒲汤送下。

八子丸　治风毒气眼，翳膜遮睛，不计久新，及内外障眼。

青葙子　决明子炒　葶苈子炒　车前子　五味子　枸杞子　地肤子　茺蔚子　麦门冬去心，焙　细辛去苗　官桂去粗皮　生地黄洗，焙　赤茯苓去黑皮　泽泻去土　防风去叉

---

① 蚕蜕纸：家蚕蛾卵子孵化后的卵壳。《本草纲目·虫部·虫之一·蚕茧》："《嘉》。……治目中翳障及疳疮。"《嘉》即宋代《嘉祐本草》。

黄芩去黑心。各一两

上为细末，炼蜜和丸，如梧桐子大。每服二十丸，加至三十丸，茶清送下。温米饮亦得。日三。

灵圆丹　治男子妇人攀睛翳膜，痒涩羞明，赤筋碧晕，内外障瘀肉，风赤眼。

苍术米泔浸，四两　川芎　柴胡　白附子　远志去心
羌活　独活　甘菊花　石膏　防风　全蝎　青葙子　青皮
陈皮　荆芥　仙灵脾酥炙　木贼去节　楮实　黄芩　甘草各
一两

上为细末，水浸蒸饼丸，如弹子大。每服一丸，食后细嚼，荆芥汤或茶清送下，日二服。忌酒、面。

磨翳丸　治眼生诸般翳膜，大效。

木贼　黄连　川芎　谷精草　当归　白芷　赤芍药
蝉蜕　荆芥　防风　羌活　大黄　独活　黄芩　白菊花
生地黄　石膏煅　龙蜕　栀子　青葙子　蚕蜕　甘草　石
决明煅　草决明　蔓荆子各等分

上为末，米糊丸如桐子大。每服三十丸，食后茶清下。

退翳丸　治一切翳膜。

蝉蜕　白菊花　夜明砂　车前子　连翘各五钱　黄连一
两　蛇蜕一条，炒

上为末，米泔煮猪肝，丸如梧子大。每服三十丸，薄荷汤下。

石决明散　治障膜。

石决明煅　枸杞子　木贼　荆芥　晚桑叶　谷精草
粉草　金沸草　蛇蜕　苍术　白菊花各等分

上为末，每服二钱，茶清调，食后服。

韩相进灵丹　去内外障。

防风　石决明　威灵仙　蕤仁　蛤粉　谷精草　枸杞
子　苍术　甘草　菊花各一两

上为末，用雄猪肝一具，竹刀批①开，去膜，擂极烂，
和药为丸，如绿豆大。每服三十丸，盐汤下。

治内外障有泪

羌活　甘草　苍术　川芎　木贼　菊花　石决明　石
膏　蒺藜　蛇蜕　旋覆花　蝉蜕　青葙子　楮实各等分

上为细末，炼蜜丸，龙眼大。食后茶清汤嚼下。

甘菊汤　治内外障翳，一切眼疾。

甘菊花　升麻　石决明　旋覆花　芎䓖　大黄炒。各半
两　羌活去芦　地骨皮　石膏碎　木贼炒　青葙子　车前子
黄芩去黑心　防风去芦　栀子仁　草决明炒　荆芥穗　甘草
炙。各一两　黄连去须，二钱半

上剉碎，每服三钱，水一盏，蜜少许，同煎至七分，
去滓，夜卧、食后温服。

太阴玄精石散　治内外障眼。

---

① 批：原作"刞"，据集成本改。斜劈。

玄精石一两，细研，须真者　蝉蜕洗去土　菊花去枝梗。各一两　石决明煅存性　羌活各半两　甘草四两

上为细末，每服一钱，食后麦门冬汤调下。

煮肝散　治内外障翳眼。

上用猪肝二两批开，以夜明砂末二钱匕掺在肝内，麻绳缚定，用水一盏，煮令肝转色白，取出烂嚼，用煮肝汤送下，食后服。

蝉花散　治肝经蕴热，风毒之气内搏，上攻眼目，翳膜遮睛，赤肿疼痛，昏暗，视物不明，隐涩难开，多生眵泪，内外障眼。

蝉蜕洗净，去土　菊花去梗　谷精草洗去土　白蒺藜炒　防风不见火　羌活　密蒙花去枝　草决明炒　黄芩去土　川芎不见火　蔓荆子　山栀子去皮　荆芥穗　木贼草　甘草炙。各等分

上为细末，每服二钱，用茶清调服，或荆芥汤入茶少许调服亦可，食后、临卧皆可服。

开明散　治风毒气眼，朦涩障膜。

甘菊花去蒂，二两　防风　羌活　蒺藜炒，去刺　川芎　天麻　茯苓　苍术童便浸一宿，焙　蝉蜕各半两　荆芥　茺蔚子　华阴细辛　甘草炙。各二钱半

上为细末，每服二钱，食后盐汤调服。

草龙胆散　治上焦风热气毒攻冲眼目，暴赤磣痛，羞明多眵，迎风有泪，翳膜努肉攀睛。

龙胆草去芦　木贼去节　菊花去梗　草决明微炒　甘草

炙。各二两　香附子炒，去毛　川芎不见火。各四两

上为细末，每服二钱。用麦门冬，熟水入砂糖少许同

煎，食后调服，或米泔调服亦可。

单服苍术法　补下元，明目，治内外障。

金州苍术拣大块，刮令净，秤一斤，分作四份，一份用无灰好

酒浸三日，一份用米醋浸三日，一份用童便浸三日，一日两换，一份

用米泔浸五日，一日一换

上浸日数足，漉出，更不淘洗，切作片，或晒，或焙

干，入黑芝麻三四两，同入镞①上炒令甘香，捣为细末，

以前浸药余酒煮糊为丸，如桐子大。若酒少，入醋些少，

丸。每服四五十丸，白汤或酒送下。

菩萨膏　治内外障。

滴乳　南硼砂各二钱　片脑半钱　蕤仁四十九粒，去皮，

熬　芜荑四十九粒　白砂蜜一两

上先将芜荑、蕤仁研去油，入诸药再研，取砂蜜于汤

瓶上蒸熔，以纸滤过，同诸药搅匀，用瓶盛贮，纸封。遇

患挑少许在盏内，沸汤泡洗。

洗眼方　治内外障翳膜，赤脉昏涩。

上以桑条于二三月间采嫩者，曝干，净器内烧过，令

火自灭成白灰，细研。每用三钱，入磁器或银石器中，以

沸汤泡，打转，候澄，倾清者入于别器内，更澄，以新绵

---

① 镞（áo 熬）：烧器。

滤过极清者，置重汤内令热，开眼淋洗，逐日一次，但是诸眼疾皆效。

立应散 治内外障翳，昏涩多泪及暴赤眼，一切目疾并皆治之，三次搐鼻。

香白芷洗　当归去芦，洗　雄黄另研，后入　鹅不食草净洗　川附子炮。各等分　踯躅花减半

上为细末，入麝香少许和匀，含水，搐鼻内，去尽浊涕，眼泪为度。

治内外障眼搐药

麻黄根一两　当归身一钱

上同为粗末，炒黑色，入麝香、乳香少许，乃为细末。口含水，鼻内搐之。

蟾光膏 治远年病目，不通道路，退去云膜，须用十二月开成日①合。

白砂蜜四两，用隔年葱一②根去须皮，切短，与蜜同熬，去白膜，候葱熟为度。以绵滤净，纸取蜡面　黄丹　密陀僧各水飞，三钱，生用　炉甘石火煅，五钱，水飞

以上三味，研极细，入前蜜中，桃、柳无节者各一枝，搅匀。

当归　赤芍药各半两　黄连去芦③，二两　杏仁汤泡，去

① 开成日：开日和成日，均为吉利日。开日，指开通顺利，白事可行；成日，指凡事成就。

② 一：原脱，据《济生拔萃·杂类名方》蟾光膏方补。

③ 去芦：此下原衍"各"，据《济生拔萃·杂类名方》蟾光膏方删。

皮尖 川芎各五钱 秦皮 诃子皮 防风 石膏 玄精石
井泉石 无名异 玄参 代赭石 石决明各三钱

以上十五味㕮咀，用雪水或长流水五升，于银器内熬至二升，滤去滓，净，再熬至一升，倾入前药蜜内，银器内慢火熬紫金色时，再下后药，勿令过火。

乳香 没药 琥珀 朱砂 蕤仁各三钱

以上五味，前四味①先干研极细，入蕤仁研细，水飞澄清极细，方倾入前药，一同复熬。以箸点药于水中不散为度，勿令过与不及，取下，于土中埋七日取出，置于银器或磁器中，如法收贮，便再添入后细药，以桃、柳枝搅匀。

南硼砂 珍珠 龙脑 珊瑚枝各一枝 麝香半钱

上五味研极细，入药中封定。如有取不尽药，用净水斟酌，洗渲熬过，另行收拾或洗点眼②，或膏子稠了，倾些小调解。

碧霞膏 治内外障并效。

炉甘石 黄丹各四两 铜绿二两 黄连一两 当归尾二钱 乳香 没药 朱砂 硼砂 血竭 海螵蛸 青盐 白丁香 轻粉各一钱 麝香五分

上为细末，黄连膏为丸，如皂角子大。每用一丸，新汲水半盏，于磁盒内浸洗。每一丸可洗四五次。大病不过

---

① 前四味：原脱，据《济生拔萃·杂类名方》蟾光膏方补。

② 另行收拾或洗点眼：原作"另于洗眼"，据《济生拔萃·杂类名方》蟾光膏方改。

一月，小病半月，冷泪三日见效。

日精月华光明膏　能开一切内障，善治翳膜遮睛及攀睛努肉，不日扫除。无问年久日深，或一目两目俱患，但能见人影者，悉皆治之，如云开见日。

黄连四两，研末　当归一两　诃子一对，去核，研　石决明二两，研细　石膏一两半，研，用腊八水或雪水浸三日　大鹅梨二十枚，槌碎，用布扭去滓　猪胰二具，草挟，扭去筋膜　炉甘石四两，火烧，童子小便淬，烧五次　黄丹四两，炒，研细　马牙硝飞，二钱半　铜绿研　真胆矾研　硼砂另研。各一钱半　没药四钱，另研　乳香三钱，另研　防风一钱　天花粉半钱　轻粉一钱，另研　麝香半钱，另研　片脑半钱，另研

上先将黄连等五味浸三日，却用大砂锅一口，内药水，再添满七分熬，重绵滤过，至四五碗，却入鹅梨、猪胰，再熬至三碗，再滤过，再下锅，入炉甘石、黄丹，再熬至二碗，又滤过，却下马牙硝等八味，以槐、柳枝不住手搅匀，候成膏，仍滤净入瓶内，却入脑、麝、粉三味搅匀，以油纸密封，勿令水入，放冷水内浸三日取出。每用，以铜箸点眼良。

瞳神散大

熟地黄丸　治血弱阴虚，不能养心，致火旺于阴分，瞳子散大。少阴为火，君主无为，不行其令，相火代之，与心包络之脉出心系，分为三道。少阳相火之体无形，其

用在其中矣。火盛则能令母实，乙木肝旺是也。其心之脉挟目系，肝之脉连目系，况手足少阳之脉同出耳中，至耳上角斜起，终于目外小眦。风热之盛，亦从此道来，上攻头目，致偏头肿闷。瞳子散大，视物昏花，血虚阴弱故也。法当养血凉血益血，收火散火而除风热则愈矣。

熟地黄一两　柴胡去苗，八钱　生地黄七钱半，酒浸，焙　当归身酒洗　黄芩各半两　天门冬去心，焙　五味子　地骨皮　黄连各三钱　人参去芦　枳壳炒　甘草炙。各二钱

上为细末，炼蜜丸如绿豆大。每服一百丸，茶汤送下，食后，日二服，制之缓也。大忌辛辣物助火邪，及食寒冷物损其胃气，药不上行也。又一论云，瞳子黑眼法于阴，由食辛热之物助火，乘于胸中，其睛故散，睛散则视物亦大也。

保命集当归汤　治翳，补益瞳子散大。

黄连　柴胡各一钱　当归身　黄芩　芍药各二钱　熟地黄　甘草炙。各三钱

上水煎，临卧服。

济阴地黄丸　治足三阴亏损，虚火上炎，致目睛散大，视物不的①；或昏花涩紧，作痛畏明；或卒见非常之处等证。其功效与六味、还少丹相似。

五味子　麦门冬　当归　熟地黄　肉苁蓉　山茱萸

---

①　不的：不确实。

干山药　枸杞子　甘菊花　巴戟肉各等分

上为末，炼蜜丸，桐子大。每服七八十丸，空心白
汤下。

瞳神紧小

抑阳酒连散　治神水紧小，渐如菜子许，及神水外围
相类虫蚀者，然皆能睹物不昏，微有眊矂羞涩之证。

生地黄　独活　黄柏　防风　知母　防己各三分　蔓
荆子　前胡　羌活　白芷　生甘草各四分　黄芩酒制　栀子
寒水石　黄连酒制。各五分

水二盏，煎至一盏，去滓，大热服。

上方抑阳缓阴之药也。以生地黄补肾水真阴为君；独
活、黄柏、知母俱益肾水为臣；蔓荆子、羌活、防风、白
芷群队升阳之药为佐者，谓既抑之令其分而更不相犯也；
生甘草、黄芩、栀子、寒水石、防己、黄连，寒而不走之
药为使者，惟欲抑之，不欲祛除也。酒制者，为引导也。

还阴救苦汤　搐鼻碧云散俱目赤

目昏花

羊肝丸 镇肝明目。

羖羊肝一具，新瓦盆中煿了，更焙之。肝大止用一半　甘菊
花　羌活　柏子仁　细辛　官桂　白术　五味子各半两
黄连七钱半

上为细末，炼蜜丸如梧子大。空心食前温汤下三四
十丸。

千金补肝散　治目失明。

青羊肝一具，去膜薄切，以瓦瓶子未用者，入肝于中，炭火炙
之，为极细末　决明子半升①　蓼子②一合，熬令香

上为末，食后服方寸匕。日二，加至三匕。不过一二
剂。能一岁服，可夜读细书。

养肝丸《济生》　治肝血不足，眼目昏花，或生眵泪。

当归酒洗　车前子酒蒸，焙　防风去芦　白芍药　蕤仁
另研　熟地黄酒蒸，焙　川芎　枳实各等分

上为末，炼蜜为丸，如桐子大。每服七十丸，熟水送
下，不拘时。一方，无川芎、枳实。

地黄丸一名菊花丸　治用力劳心肝虚，风热攻眼，赤肿
羞明，渐生翳膜。兼肝肾风毒，热气上冲目痛。久视伤
血，血主肝，故勤书则伤肝而目昏。肝伤则木生风而热气
上凑，目昏亦盛。不宜专服补药，当益血镇肝，而目自
明矣。

熟地黄一两半　甘菊花　防风　光明朱砂　羌活　桂
心　没药各半两　决明子　黄连各一两

上为细末，炼蜜丸如梧子大。每服三十丸，食后熟水

---

①　决明子半升：原脱，据《千金方》卷六千金补肝散方补。
②　蓼（liǎo 了）子：即蓼实。《本草纲目·草部·草之五·蓼》："《本
经》中品。……明目温中，耐风寒，下水气，面目浮肿痈疡。"

下，日三。晋范宁①尝苦目痛，就张湛②求方。湛戏之曰，古方，宋阳子③少得其术，以授鲁东门伯④，次授左丘明，遂世世相传，以及汉杜子夏⑤，晋左太冲⑥。凡此诸贤，并有目疾。得此方云，省读书一，减思虑二，专内视三，简外观⑦四，旦起晚五，夜早眠六。凡六物，熬以神火，下以气筛，蕴于胸中七日，然后纳诸方寸，修之一时，近能数其目睫，远视尺箠⑧之余。长服不已，非但明目，且亦延年。审如是而行，非可谓之嘲戏，亦奇方也。

补肝汤 治肝虚两胁满痛，筋脉拘急，不得喘息，眼目昏暗，面多青色。

防风去叉 细辛去苗 柏子仁 白茯苓去皮 官桂去粗皮 山茱萸 蔓荆子去浮皮 桃仁汤浸，去皮尖，双仁，炒甘草微炒 各等分

---

① 范宁：范宁（约339—401），字武子，南阳顺阳（今河南淅川县）人。东晋大儒、经学家。撰《春秋谷梁传集解》。

② 张湛：张湛，生卒年不详，字处度，高平（郡治在山东金乡西北）人。东晋学者，玄学家、养生学家。撰有《养生要集》《养性传》等。

③ 阳子：也做"杨子"，即杨朱，战国时期的大思想家。

④ 鲁东门伯：春秋时期的鲁国大夫东门襄仲（？—前600年）。伯，为尊称。

⑤ 杜子夏：杜钦，字子夏，生卒年不详，西汉人。少好经书，以才能扬名京师。因患有偏盲，被称为"盲杜子夏"。

⑥ 左太冲：左思（约250—305），字太冲，齐国临淄（今山东淄博）人。西晋著名文学家。

⑦ 简外观：少观看外界的事物。简，稀少。

⑧ 尺箠：亦作"尺棰""尺捶"，一尺之棰。棰，木杖。语本《庄子·天下》："一尺之捶，日取其半，万世不竭。"

上㕮咀，每服五钱。水一盏半，大枣二枚擘①破，同煎至八分，温服，无时，日再。

雷岩丸 治男妇肝经不足，风邪内乘，上攻眼睛，泪出，羞明怕日，多见黑花，翳膜遮睛，睑生风粟，或痒或痛，隐涩难开；兼久患偏正头风，牵引两目，渐觉细小，视物不明。皆因肾水不能既济肝木。此药久服大补肾脏，添目力。

枸杞子 菊花各二两 肉苁蓉 巴戟酒浸一宿，去皮心牛膝各一两 川椒三两，去目 黑附子青盐二钱，以泔水三升同煮，水尽去皮脐

上为细末，浸药酒煮面糊和丸，梧子大。每服十丸，空心，酒送下。

补肝丸 治眼昏暗，将成内障。

茺蔚子 青葙子 枸杞子 五味子 决明子 杏仁茯苓去皮。各一两 干地黄三两 菟丝子二两 山药 车前子地骨皮焙 柏子仁 大黄 黄芩去黑心 黄连去须 人参细辛 防风去叉 甘草炙。各一两半

上为细末，炼蜜丸如梧子大。每服二十丸，加至三十丸，食后米饮下。

石决明丸 治证同上。

石决明 槐子 肉苁蓉酒浸一宿，去鳞甲，炙干 菟丝子酒浸三日，曝干，另研为末 阳起石酒煮七日，细研，水飞过 熟地黄

---

① 擘（bò 薄）：分开；剖裂。

各一两　桂心半两　磁石一两半，火煅、醋淬七次，细研，水飞过

上为细末，炼蜜和捣二三百杵，丸如梧子大。每服二十丸，旋加至三十丸，食前盐汤下。

益本滋肾丸

黄柏去粗皮　知母去毛。各剉碎，酒洗，炒。各等分

上为极细末，滴水丸如桐子大。每服一百五十丸，空心热汤下，服后以干物压之。

补肾丸　治肾气不足，眼目昏暗，瞳人不明，渐成内障。

磁石煅，醋淬七次，水飞过　菟丝子酒蒸二次。各二两　五味子　枸杞子　石斛去根　熟地黄酒蒸，焙　覆盆子酒浸　楮实子　苁蓉酒浸，焙　车前子酒蒸。各一两　沉香　青盐二味另研，各半两

上为末，炼蜜丸如桐子大。每服七十丸，空心盐汤下。

六味地黄丸　八味地黄丸并见虚劳

千金磁朱丸　石斛夜光丸　益阴肾气丸　滋阴地黄丸
并见内障

羚羊羌活汤　治肝肾俱虚，眼见黑花，或作蝇翅。

羚羊角屑　羌活　黄芩去黑心　附子去皮、脐　人参　泽泻　秦艽去苗　山茱萸　车前子　青葙子　决明子微炒　柴胡去苗。各一两半　黄芪二两　甘草微炙，一两

每服五钱，水一盏半，煎至八分，去滓，不拘时温服，日再。

菊睛丸　治肝肾不足，眼昏，常见黑花，多泪。

枸杞子三两　苁蓉酒浸，炒　巴戟去心。各一两　甘菊花四两

上为末，炼蜜为丸，如梧子大。每服五十丸，温酒、盐汤，食远任下。余太宰方加熟地黄二两。

石决明丸　治肝虚血弱，日久昏暗。

知母焙　山药　熟地黄焙　细辛去苗。各一两半　石决明　五味子　菟丝子酒浸一宿，另捣为末。各一两

上为细末，炼蜜丸如桐子大。每服五十丸，空心米饮送下。

驻景丸　治肝肾虚，眼昏翳。

熟地黄　车前子各三两　菟丝子酒煮，五两

为末，炼蜜丸，桐子大。每服五十丸，食前白茯苓、石菖蒲汤任下。又方，加枸杞子一两半，尤佳。

加减驻景丸　治肝肾气虚，视物晄晄①，血少气多。

车前子略炒　五味子　枸杞子各二两　当归去尾　熟地黄各五两　楮实无翳者不用　川椒炒各一两　菟丝子酒煮，焙，半斤

上为细末，蜜水煮，糊丸如桐子大。每服三十丸，空心温酒送下，盐汤亦可。

白附子散　治发散初起黑花，昏矇内障。

荆芥　白菊花　防风　木贼　白附子　粉草　苍术　人参　羌活　蒺藜

---

①　晄晄：原作"晄晄"，据集成本改。

上水煎，食后服。

补肾磁石丸　治肾肝气虚上攻，眼目昏暗，远视不明，时见黑花，渐成内障。

磁石火煅红醋淬　甘菊花　石决明　肉苁蓉酒浸，切，焙菟丝子酒浸一宿，慢火焙干。各一两

上为细末，用雄雀十五只，去毛、嘴、足，留肚肠，以青盐二两，水三升同煮，令雄雀烂，水欲尽为度，取出先捣如膏，和药末为丸如梧子大。每服二十丸，空心温酒送下。

千金神曲丸　即磁朱丸见前。

三仁五子丸　治肝肾不足，体弱眼昏，内障生花，不计近远。

柏子仁　薏苡仁　酸枣仁　菟丝子酒制　五味子　枸杞子酒蒸　覆盆子酒浸　车前子酒浸　肉苁蓉　熟地黄　白茯苓　当归　沉香各等分

上为细末，炼蜜丸如桐子大。每服五十丸，空心，用盐酒送下。

羚羊角散　治肝脏实热，眼目昏暗，时多热泪。

羚羊角镑　羌活去芦　玄参　车前子　黄芩去黑心　山栀仁　瓜蒌各半两　胡黄连　菊花各七钱半　细辛去苗，二钱半

上为细末，食后竹叶煎汤调服二钱。

蕤仁丸　治眼见黑花飞蝇，涩痛昏暗，渐变青盲。

蕤仁去皮　地肤子　细辛去苗　人参　地骨皮去土　石决明洗净，别捣，罗　白茯苓去皮　白术各二两　熟地黄焙

楮实各三两　空青另研　防风去叉。各一两半　石胆①研如粉，半两　鲤鱼胆五枚　青羊胆一枚

上为细末，研匀，以胆汁同炼蜜搜和丸，如桐子大。每服二十丸，食后米饮送下。

熟地黄丸 见瞳神散大

摩顶膏 治肝肾虚风上攻，眼生黑花，或如水浪。

空青研　青盐研。各半两　槐子　木香　附子各一两　牛酥二两　鹅脂四两　旱莲草自然汁，一升　龙脑半钱　丹砂二钱半，研

上为细末，先以旱莲草汁、牛酥、鹅脂银器中熬三五沸，下诸药末，煎减一半即止，盛磁器中。临卧用旧铧铁一片，重二三两，蘸药于顶上，摩二三十遍，令入发窍中。次服决明丸。忌铁器。

又方 治眼前见花，黄黑红白不定。

附子炮裂，去皮脐　木香各一两　朱砂二钱半　龙脑半钱　青盐一两半　牛酥二两　鹅脂四两

上将前药为末，同酥、脂以慢火熬成膏。每用少许，不拘时，顶上摩之。

决明丸 治眼见黑花不散。

决明子　甘菊花各一两　防风去芦　车前子　芎劳　细辛　栀子仁　蔓荆子　玄参　白茯苓　薯蓣各半两　生地

---

① 石胆：即胆矾。

黄七钱半

上为细末，炼蜜和捣二三百杵，丸如梧子大。每服二十丸，食后煎桑枝汤送下，日三。

白龙粉 治肾水衰虚，肝经邪热，视物不明，或生障翳，努肉攀睛，或迎风泪出，眼见黑花，或如蝇飞，或如油星，或睛涩肿痛，或痒不可忍，并皆治之。

上用硝三斗，于二九月造，一大罐热水化开，以绵滤过，入银器或石器内，煎至一半以上，就锅内放温，倾银盆内，于露地放一宿，次日结成块子。于别水内洗净，再用小罐热水化开熬，入萝卜二个，切作片子同煮，以萝卜熟为度，倾在瓷器内，捞萝卜不用，于露地露一宿，次日结成块子，去水，于日中晒一日，去尽水，入好纸袋盛，放于透风日处挂晒，至风化开成用，逐旋于乳钵内晒研极细。点眼如常法。亦名玄明粉。

煮肝散 治眼生黑花，渐成内障，及斗睛偏视，风毒攻眼，肿痛涩痒，短视，倒睫，雀目。

羌活去芦　独活去芦　青葙子　甘菊花各一两

上为细末，每服三钱匕。羊子肝一叶剉细，淡竹叶数片，同裹如粽子。别用雄黑豆①四十九粒，米泔一碗，银石器内同煮，黑豆烂泔干为度。取肝细嚼，温酒下，又将

---

① 雄黑豆：《本草纲目·谷部·谷之三·大豆》："颂曰：今处处种之。有黑、白二种，入药用黑者。紧小者为雄。……治肾病，利水下气，制诸风热，活血，解诸毒（时珍）。"

豆食尽，空心、日午、夜卧服。

服椒方 治肝肾虚风上攻，眼目生黑花，头目不利，能通神延年。用川椒一斤，拣净去目及合口者，于铫内炒令透。于地上铺净纸二重，用新盆合定，周回用黄土培之半日，去毒出汗，然后取之，曝干为度。只取椒于磁盒子内收。每日空心新汲水下十粒。

芎蒡散 治目晕昏涩，视物不明。

芎蒡　地骨皮　荆芥穗　何首乌_{去黑皮}　菊花　旋覆花　草决明　石决明_{刷净}　甘草_{炙，各一两}　青葙子　蝉蜕_{去土}　木贼_{各半两}　白芷_{二钱半}

芎蒡　地骨皮　荆芥穗　何首乌去黑皮　菊花　旋覆花　草决明　石决明刷净　甘草炙 各一两　青葙子　蝉蜕去土　木贼各半两　白芷二钱半

上为细末，每服一钱匕，食后米泔水调下。

磁石丸 治眼因患后起早，元气虚弱，目无翳膜，视物昏暗，欲成内障。

磁石二两，煅，醋淬七次，杵碎，细研，水飞过　肉苁蓉一两，酒浸一宿，刮去皱皮，炙令干　菟丝子酒浸五日，曝干，别研为末，三两　补骨脂微炒　巴戟去心　石斛去根　远志去心　熟地黄各一两　木香　五味子　甘草炙赤　桂心各半两

上为细末，研匀，炼蜜和捣二三百杵，丸如梧子大。每服三十丸，食前温酒送下。一方，有茯神，无远志、石斛。

四物五子丸 治心肾不足，眼目昏暗。

当归酒浸　川芎　熟地黄　白芍药　枸杞子　覆盆子　地肤子　菟丝子酒浸，炒　车前子酒蒸，量虚实加减。各等分

上为细末，炼蜜和丸，如桐子大。每服五十丸，不拘

时，盐汤送下。

杞苓丸　治男子肾脏虚耗，水不上升，眼目昏暗，远视不明，渐成内障。

枸杞子四两，酒蒸　白茯苓八两，去皮　当归二两　菟丝子四两，酒浸，蒸　青盐一两，另研

上为细末，炼蜜和丸如桐子大。每服七十丸，食前用白汤送下。

瑞竹四神丸　治肾经虚损，眼目昏花，补虚益损及云翳遮睛。

甘州枸杞子一斤，拣色赤滋润者，以酒一杯润之，分作四份。一份同川椒一两炒，一份同小茴香一两炒，一份同芝麻一合炒，一份用盐炒①

炒过，将川椒等筛去不用，再加熟地黄、白术、白茯苓各一两，共为细末，炼蜜和丸，如梧子大。每服五七十丸，空心温酒送下。或加甘菊花一两。

夜光丸一名双美丸　治眼目昏暗及诸疾，兼退翳膜。

蜀椒去目并合口者，炒出汗，一斤半，捣末一斤　甘菊花取末一斤

上和匀，取肥地黄十五斤，切，捣研，绞取汁八九升许，将前药末拌浸令匀，暴②稍干，入盘中摊曝，三四日

———————————

① 用盐炒：原作"独炒用"，据《重订瑞竹堂经验方·羡补门》瑞竹四神丸改。

② 暴：同"曝"，晒。《康熙字典》："《小尔雅》：'暴，晒也。'"

内取干，候得所即止，勿令太燥。入炼蜜二斤，同捣数千杵，丸如梧桐子大。每服三十丸，空心日午熟水下。久服目能夜视，发白再黑，通神强志，延年益寿。一方，用熟地黄二两，酒浸，九蒸九曝，食后细嚼，新淅米①十粒，以汤送下，或茶下亦得。

密蒙花散　治冷泪昏暗。

密蒙花　甘菊花　杜蒺藜②　石决明　木贼去节　白芍药　甘草炙。各等分

上为细末，每服一钱，茶清调下。服半月后，加至二钱。

流气饮　治风热上攻，视物不明，常见黑花。见外障。

还睛补肝丸　治肝虚两目昏暗，冲风泪下。

白术　细辛去苗　芎藭　决明子微炒　人参　羌活去芦　当归切，焙　白茯苓去皮　苦参　防风去叉　官桂去粗皮　地骨皮　玄参　黄芩去黑心　五味子　车前子微炒　菊花　青葙子　甘草炙。各等分

上为细末，炼蜜为丸，如梧子大。每服三十丸，加至四十丸，不拘时，米饮下。

镇肝丸　治肝经不足，内受风热，上攻眼目，昏暗痒痛，隐涩难开，多眵洒泪，怕日羞明，时发肿赤，或生翳障。

---

① 淅米：淘米。《淮南子·兵略训》："百姓开门而待之，淅米而储之。"高诱注："淅，渍也。"

② 杜蒺藜：即蒺藜。

远志去心　地肤子　茺蔚子　白茯苓去皮　防风去芦
决明子　蔓荆子　人参各一两　山药　青葙子　柴胡去苗
柏子仁炒　甘草炙　地骨皮　玄参　车前子　甘菊花各半两
细辛去苗

上为细末，蜜水煮，糊丸如桐子大。每服三十丸，食后用米汤下，日三。

真珠煎　治肝虚寒，目茫茫不见物。

真珠二钱半，细研　鲤鱼胆二枚　白蜜二两

上合和铜器中，微火煎取一半，新绵滤过，磁瓶中盛。每以铜箸点如黍米，着目眦即泪出，频点取瘥。

又方

以黄柏一爪甲许，每朝含，使津置掌中，拭目讫，以水洗之，至百日眼明。此终身行之，永除眼疾。

治暑月或行路，目昏涩多眵黏者，以生龙脑、薄荷五七叶，净洗，手揉烂，以生绢挼①汁，滴入眼中妙。

治眼目昏暗

用园桑老皮烧灰，水一盏，煎至七分，去滓，澄清，洗一周年，如童子眼光明。

并开洗眼日于后：

正月初八　二月初十　三月初五　四月初八　五月初八　六月初七　七月初七　八月初三　九月初十　十月初

---

① 挼（liē 列）：扭转。

九　十一月初十　十二月二十二

又方　用朴硝六钱重，用水一盏，煎至八分，候冷定，澄清。下次分定，每月一日洗，至一年之间，眼如童子光明。

正月初一　二月初八　三月初四　四月初五　五月初五　六月初四　七月初五　八月初一　九月十三　十月十三　十一月十六　十二月初五

青鱼胆方　治目暗。

上用青鱼胆汁滴目中。

又方　用鹰眼睛一对，炙干捣末，研令极细，以人乳汁再研。每以铜箸取少许，点于瞳人上，日夜三度，可以夜见物。或取腊月雏鸲①眼，依上法用，效，三日见碧霄②中物。忌烟熏。

金丝膏　治一切目疾，昏暗如纱罗所遮，或疼痛。

宣黄连半两，剉碎，水一盏，浸一宿，取汁，再添水半盏浸滓，经半日，绞取汁，与前汁放一处，滓别用水半盏浸　蜜一两　白矾一字　井盐一分，如无，以青盐代　山栀子好者二钱，槌碎，与黄连滓同煮五七十沸，取尽力沫，滤去滓，与前黄连汁一处入余药

上用银磁器内熬十余沸，用生绢上细纸数重再滤过，用时常点。

---

①　雏鸲（gòu yù 够玉）：俗称"八哥"。鸲，通"鹳"。

②　碧霄：亦作"碧宵"，即蓝天。宋·苏轼《虚飘飘》诗之一："露凝残点见红日，星曳余光横碧霄。"

点盐法 明目，去昏翳，大利老眼，得补益之良。

上以海盐随多少净拣，以百沸汤泡去不净，滤取清汁，于银石器内熬取雪白盐花，用新瓦器盛。每早用一大钱，作牙药揩擦，以水漱动，用左右手指背递互①口内，蘸盐津洗两眼大小眦内，闭目良久，却用水洗面，名"洞视千里，明目坚齿"，实为妙法。东坡手录：目赤不可具汤浴，并忌用汤泡足。汤驱体中热并集于头目，丧明必矣。

青　盲

救睛丸见旋螺尖起

雀　盲

决明夜灵散 治目至夜则昏，虽有灯月，亦不能睹。

石决明另研　夜明砂另研。各二钱　猪肝一两，生用，不食猪者，以白羯羊肝代

上二药末和匀，以竹刀切肝作两片，以药铺于一片肝上，以一片合之。用麻皮缠定，勿令药得泄出。淘米泔水一大碗，贮沙罐内，不犯铁器，入肝药于中，煮至小半碗。临睡连肝药汁服之。

上方以决明镇肾经益精为君，夜明砂升阳主夜明为臣，米泔水主脾胃为佐，肝与肝合，引入肝经为使。

蛤粉丸 治雀目，日落不见物。

① 递互：交替。

蛤粉细研　黄蜡等分

上熔蜡，搜粉为丸，如枣大。每用猪肝一片二两许，劈①开裹药一丸，麻线缠，入罐内，水一碗，煮熟倾出，乘热熏②目，至温吃肝，以愈为度。

泻肺饮　治肝虚雀目，恐变成内障。

防风去叉　黄芩去黑心　桔梗炒　芍药　大黄炒。各一两

上剉碎，每服三钱匕，水一盏半，煎至一盏，入芒硝半字，去滓，放温，食后临卧服。

猪肝散　治雀目。

蛤粉　黄丹　夜明砂各等分

上末，猪肝切开，入药末，用线扎，米泔水煮熟。不拘时嚼服，原汁送下。

夜明丸　治雀目青盲。

夜明砂　木贼　防风　田螺壳　青木香　细辛各等分

上为末。烂煮猪肝，用末药于净沙盆内研令极匀，丸如桐子大。每服三十丸，米饮或酒下。

转光丸　治肝虚雀目青盲。

生地黄　白茯苓　川芎　蔓荆子　熟地黄　防风　山药　白菊花　细辛各等分

上为末，炼蜜和丸如梧子大。每服二十丸，空心桑白皮汤送下。

---

① 劈：原作"刞"，据集成本改。
② 薰：熏袭；熏染。后作"熏"。

炙雀目疳眼法《宝鉴》

小儿雀目，夜不见物，灸手大拇①指甲后一寸内廉②横文头白肉际，灸一炷，如小麦大。

小儿疳眼，灸合谷二穴各一壮，炷如小麦大，在手大指、次指两骨间陷者中。按：灸法详见《资生》等经，兹不备录。

神水将枯

泻胆散　治瞳仁干缺外障。

玄参　黄芩　地骨皮　麦门冬　知母各一两　黄芪　莵蔚子各一两半

每服五钱，水一盏，煎五分，去滓，食后温服。

辘轳转关

天门冬饮子

天门冬　莵蔚子　知母各二两　五味子　防风各一两　人参　茯苓　羌活各一两半

每服五钱，水一盏，煎五分，去滓，食后温服。

玄参泻肝散

麦门冬二两　大黄　黄芩　细辛　芒硝各一两　玄参　桔梗各一两半

上水煎，食后服。

---

① 拇：原脱，据《卫生宝鉴》卷十炙雀目疳眼法补。
② 廉：原作"膁"，据《卫生宝鉴》卷十炙雀目疳眼法改。

麦门冬汤见目赤

双目睛通

牛黄膏　治小儿通睛。

牛黄一钱　犀角二钱　甘草一分二厘　金银箔各五片

上为末，炼蜜丸，绿豆大。每服七丸，薄荷汤下。

倒睫拳毛

黄芪防风饮子　治眼棱紧急，以致倒睫拳毛，损睛生翳，及上下睑眦赤烂，羞涩难开，眵泪稠黏。

蔓荆子　黄芩各半钱　炙甘草　黄芪　防风各一钱　葛根一钱半　细辛二分　一方有人参一钱　当归七分半

水二盏，煎至一盏，去滓，大热服。一方只葛根、防风、蔓荆子、细辛、甘草，余药不用，名神效明目汤。

上方以蔓荆子、细辛为君，除手太阳、手少阴之邪，肝为二经之母，子平母安，此实则泻其子也；以甘草、葛根为臣，治足太阴、足阳明之弱，肺为二经之子，母薄子单，此虚补其母也；黄芪实皮毛，防风散滞气，用之以为佐；黄芩疗湿热，去目中赤肿，为之使也。

无比蔓荆子汤　治证同上。

黄芪　人参　生甘草各一钱　黄连　柴胡各七分　蔓荆子　当归　葛根　防风各五分　细辛叶三分

水二盏，煎至一盏，去滓，稍热服。

上方为肺气虚，黄芪、人参实之为君；心受邪，黄连除之，肝受邪，柴胡除之，小肠受邪，蔓荆子除之为臣；当归和血，葛根解除①为佐；防风疗风散滞，生甘草大泻热火，细辛利九窍，用叶者，取其升上之意为使也。

决明益阴丸见目痛

菊花决明散见目赤

泻肝散　洗刀散　五退还光散　五退散　皂角丸俱见前

青黛散　治眼倒睫，神效。

枣树上黄直棘针　刺猬皮炒焦　白芷　青黛各等分

为细末，口噙水，左眼倒睫，左鼻内搐之，右眼倒睫，右鼻内搐之。

四退散　治倒睫拳毛。

蝉蜕　蛇蜕醋煮　猪蹄蜕炒　蚕蜕　荆芥各二钱半　川乌炮　穿山甲烧　粉草各半两

上为末，每服一钱，淡盐汤调下。又方，加防风、石决明、草决明各五钱。

起睫膏

木鳖子去壳，一钱　自然铜五分，制

上捣烂，为条子，搐鼻。又以石燕末入片脑少许研，水调敷眼弦上。

① 解除：此处文意不通，疑应为"解肌"。

起倒睫

用石燕为细末，先镊去睫毛，次用水调末，贴眼弦上。常以黄连水洗之。

睥急紧小

神效黄芪汤

治两目紧急缩小，羞明畏日，或隐涩难开，或视物无力，睛痛昏花，手不得近，或目少睛光，或目中热如火。服五六次，神效。

黄芪二两　人参去芦　炙甘草　白芍药各一两　陈皮去白,半两　蔓荆子二钱

每服四五钱，水一盏八分，煎至一盏，去滓，临卧稍热服。如小便淋涩，加泽泻五分；如有大热证，加黄柏三钱，酒炒四次；如麻木不仁，虽有热，不用黄柏，再加黄芪一两；如眼紧小，去芍药。忌酒、醋、湿面、大料物、葱、韭、蒜及淡渗生冷硬物。

拨云汤 见外障

连翘饮子　治目中溜火，恶日与火，隐涩，小角紧，久视昏花，迎风有泪。

连翘　当归　红葵花①　蔓荆子　人参　甘草生用　生地黄各三分　柴胡二分　黄芩酒制　黄芪　防风　羌活各半钱

----

① 红葵花：《本草纲目》未查见，疑为地区民间草药。

升麻一钱

上剉，每服五钱，水二盏，煎至一盏，去滓，食后稍热服。

雷岩丸见目昏

蝉花无比散见通治

睥肉粘轮

排风散 治两睑粘睛外障。

天麻 桔梗 防风各二两 五味子 乌蛇 细辛 芍药 干蝎各一两

上为细末，每服一钱，食后米饮调下。

龙胆丸 治眼两胞粘睛，赤烂成疮。

苦参 龙胆草 牛蒡子各等分

上为末，炼蜜丸，如梧桐子大。每服二十丸，食后米泔下。

广大重明汤见外障

风沿烂眼

紫金膏见前

菊花通圣散 治两睑溃烂或生风粟。

白菊花一两半 滑石三两 石膏 黄芩 甘草 桔梗 牙硝 黄连 羌活各一两 防风 川芎 当归 赤芍药 大黄 薄荷 连翘 麻黄 白蒺藜 芒硝各半两 荆芥 白术 山栀子各二钱半

上咬咀，每服三钱，水一盏半，生姜三片，同煎七分，食后服。

洗刀散见前

柴胡散　治眼眶涩烂，因风而作，用气药燥之。

柴胡　羌活　防风　赤芍药　桔梗　荆芥　生地黄
甘草

上水煎服。

拨云散见外障

蝉花无比散见通治

黄连散　治眼烂弦风。

黄连　防风　荆芥　赤芍药　五倍子　蔓荆子　覆盆
子根即甜勾根

上煎沸，入盐少许，滤净，又入轻粉末少许和匀，洗
眼亦效。

炉甘石散　治烂风眼。

以炉甘石不拘多少，先用童便煅淬七次，次用黄连浓
煎汁煅淬七次，再用谷雨前茶芽浓煎煅淬七次，又并三汁
余者合一处，再煅淬三次，然后安放地上一宿出火气，细
细研入冰片、麝香，点上神妙。煅时须用好紫销炭极大
者，凿一穴，以安炉甘石。

目泪不止

当归饮子

当归　大黄　柴胡　人参　黄芩　甘草　芍药各一两　滑石半两

上剉细，每服三钱至五钱，水一盏，生姜三片，同煎七分，去滓温服。

河间当归汤　治风邪所伤、寒中，目泪自出，肌瘦，汗不止。

当归　人参各三两　官桂　陈皮各一两　干姜炮　白术　白茯苓　甘草　川芎　细辛　白芍药各半两

上为末，每服二钱，水一盏，生姜三片，枣二枚，同煎至八分，去渣热服。不计时，并三服。

枸杞酒　治肝虚，当风眼泪。

上用枸杞子最肥者二升，捣破，内绢袋，置罐中，以酒一斗浸讫。密封勿泄气，候三七日，每日取饮之，勿醉。

二妙散　养肝气，治目昏，视物不明，泪下。

当归　熟地黄各等分

上为细末，每服二钱匕，不拘时，无灰酒调下。

治肝虚，或当风眼泪，镇肝明目。

上用腊月牯牛①胆盛黑豆，不计多少，浸候百日开取，食后、夜间吞三七粒。神效。

洗肝汤　治肝实眼。

人参　黄芩去黑心　赤茯苓去黑皮　山栀子仁　芎䓖　柴胡去苗　地骨皮　甘菊花　桔梗炒。各一两　黄连去须　甘草炙。各半两

上㕮咀，每服三钱，水一盏，入苦竹叶七片，煎至七分，去滓，食后服。

泻肝汤　治目热泪生粪者，脾肝受热故也。

桑白皮一两　地骨皮二两　甘草五钱，炒

上㕮咀，每服三钱，白水煎，食后服。

木贼散　治眼出冷泪，实则用此。

木贼　苍术　蒺藜　防风　羌活　川芎　甘草

上水煎服。

决明子方　治肝经热，止泪明目，治风赤眼。

上以决明子，朝朝取一匙，挼令净，空心水吞下。百日见夜光。一方，取决明作菜食之。

羌活散　治目风冷泪，久不瘥。

羌活去芦二两　木香　官桂去粗皮　胡黄连　山药　升麻　艾叶焙。各一两　牛膝酒浸，切，焙　山茱萸去核　白附子炮。各七钱半

---

① 牯（gǔ古）牛：阉割过的公牛。

上剉，每服三钱，水一盏，煎至八分，去滓，食后温服，日三。

羌活散 治风气攻眼，昏涩多泪。

羌活　川芎　天麻　旋覆花　藁本　防风　蝉蜕洗　甘菊花　细辛　杏仁去皮。各一两　炙甘草半两

上为细末，每服二钱，新水一盏半煎，食后服。

菊花散 治目风泪出。

苍术四两，肥者，用银石器，入河水，同皂荚一寸煮一日，去皂荚取术，铜刀刮去黑皮，曝干，取三两　菊花　木贼新者　草决明洗，曝干　荆芥穗　旋覆花　甘草炙。各一两　蝉蜕洗，焙，七钱半　蛇蜕洗，炙，二钱半

上为细末，用不津器盛。每服一钱，腊茶半钱同点，空心临卧时服。

蝉蜕饼子 治目风冷泪，去翳晕。

蝉蜕洗，焙　木贼新者　甘菊花各一两　荆芥穗　芎䓖各二两　苍术米泔浸，焙，三两　甘草炙，半两

上为细末，炼蜜和，捏作饼子，如钱大。每服一饼，食后细嚼，腊茶送下，日三。

阿胶散 治目有冷泪，流而不结者，肝经受风冷故也。

阿胶　马兜铃各一两半　紫菀　款冬花各一两　甘草半两　白蒺藜二钱半，炒　糯米一两

上㕮咀，每服二钱，水一盏半，煎八分，温服，不拘

时候。

《本事方》治头风冷泪，庞安常二方。

甘菊花　决明子各三分①　白术　羌活　川芎　细辛　白芷　荆芥穗各半两

上为细末，每服一钱，食后温汤调下，日三。

又方

川芎　甘菊　细辛　白芷　白术各等分

上为末，蜡丸如黍米大。夜卧纳二丸目中②，一时辰换一丸。

川芎散③《本事》

治风盛膈壅，鼻塞清涕，热气攻眼，下泪多眵，齿间紧急，作偏④头痛。

川芎　柴胡各一两　半夏曲　甘草炙　甘菊　细辛⑤　人参　前胡　防风各半两

上每服四钱，水一盏，生姜四片，薄荷五叶，同煎至⑥七分，去渣温服。

银海止泪方

苍术米泔浸，一两半　木贼去节，二两　香附子⑦炒，去毛

---

① 各三分：原作"各二钱"，据《本事方》卷五本方改。
② 纳二丸目中：原作"服一丸日中"，据《本事方》卷五本方改。
③ 散：原作"丸"，据《本事方》卷四川芎散方改。
④ 偏：原脱，据《本事方》卷四川芎散方补。
⑤ 细辛：原脱，据《本事方》卷四川芎散方补。
⑥ 至：原脱，据《本事方》卷四川芎散方补。
⑦ 香附子：原方无剂量。

上为末，炼蜜丸如桐子大。食后盐汤下三丸。

治冷泪方

夏枯草　香附子各等分

上为细末，麦门冬汤调下。

又方　用胞枣一枚，去核，以花椒二十粒入内，用湿纸裹，煨熟，细嚼，白汤下。

立应散　治冷泪。

橡斗子①一个　甘草三钱

上为细末，每服二钱，熟水调下。

楮实散　治冷泪。

楮实子去白膜，炒　夏枯草　甘草各半两　香附子炒
夏桑叶各一两

上为细末，熟水调服，不拘时。

白僵蚕散　治冲风泪出。

白僵蚕炒　粉草　细辛　旋覆花　木贼各五钱　荆芥二钱半　嫩桑叶一两

上水煎，食后温服。

真珠散　治肝虚，目风泪出。

真珠研　丹砂研各三分　干姜研，二分　贝齿五枚，以炭火煅，为细末

上研极细，令匀。以熟绢帛罗三遍。每仰卧以少许点

---

① 橡斗子：即橡实。《本草纲目·果部·果之二·橡实》："《唐本草》。……涩，温，无毒……止肠风、崩中、带下、冷热泻痢。"

眼中，合眼少时。

乳汁煎　治风泪涩痒。

人乳一升　黄连去须，研取末，七钱半　蕤仁研烂，一两干姜炮，为末，二钱半

上除乳外，再同研极细，以乳渍一宿，明旦内铜器中，微火煎取三合，绵滤去滓。每以黍米大点眦中，勿当风点。

止泪散　治风眼流泪不止。

炉甘石一钱　海螵蛸三分　片脑五厘

上研细，点眼大眦头目井口①，泪自收。二药燥，要加脑和，则不涩也。

麝香散　治眼冷泪不止。

香附子　川椒目各等分　苍术　麝香各少许

上为细末，吹鼻中。

目疮疣

消毒饮　治睑生风粒。

大黄　荆芥　牛蒡子　甘草

上水煎，食后温服。

防风散结汤　治目上下睑隐起肉疣，用手法除病后服之。

防风　羌活　白芍药　当归尾　茯苓　苍术　独活

---

① 目井口：疑指泪孔。

前胡　黄芩各五分　炙甘草　防己各六分　红花　苏木各少许

上作一服，水二盏，煎至一盏，热服。渣再煎。

上方以防风、羌活升发阳气为君；白芍药、当归尾、红花、苏木破凝行血为臣；茯苓泻邪气，苍术去上湿，前胡利五脏，独活除风邪，黄芩疗热滋化为佐；甘草和诸药，防己行十二经为使。病在上睑者，加黄连、柴胡，以其手少阴、足厥阴受邪也；病在下睑者，加藁本、蔓荆子，以其手太阳受邪也。

漏　睛

五花丸　治漏睛脓出，目停风热在胞中，结聚脓汁，和泪相杂，常流涎水，久而不治，至乌珠坠落。

金沸草四两　巴戟三两　川椒皮　枸杞子　白菊花各二两

上末，炼蜜丸，梧桐子大，每服二十丸。空心盐酒下。

白薇丸　治漏睛脓出。

白薇五钱　防风　蒺藜　石榴皮　羌活各三钱

上末，米粉糊丸，桐子大。每服二十丸，白汤下。

糖煎散见外障

治眼脓漏不止①

---

① 治眼脓漏不止：此下《圣惠方》卷三十三本方有"宜服黄芪散方"六字，疑脱。

黄芪　防风　大黄　黄芩各三两　人参　远志去心　地骨皮　赤茯苓　漏芦①各二两

上每服五钱，水煎，食后服。

竹叶泻经汤　治眼目隐涩，稍觉眊矂，视物微昏，内眦开窍如针，目痛，按之浸浸脓出。

柴胡　栀子　羌活　升麻　炙甘草　黄连　大黄各五分　赤芍药　草决明　茯苓　车前子　泽泻各四分　黄芩六分　青竹叶一十片

作一服，水二盏，煎至一盏，食后稍热服。

上方逆攻者也。先以行足厥阴肝、足太阳膀胱之药为君，柴胡、羌活是也；二经生意皆总于脾胃，以调足太阴、足阳明之药为臣，升麻、甘草是也；肝经多血，以通顺血脉，除肝邪之药，膀胱经多湿，以利小便，除膀胱湿之药为佐，赤芍药、草决明、泽泻、茯苓、车前子是也；总破其积热者，必攻必开，必利必除之药为使，栀子、黄芩、黄连、大黄、竹叶是也。

蜜剂解毒丸　治证同上。

石蜜炼，一斤　山栀十两，末　大黄五两，末　杏仁去皮尖，二两，另研

蜜丸，梧子大。每服三十丸，加至百丸，茶汤下。

上方以杏仁甘润治燥为君，为燥为热之原也；山栀微

---

① 漏芦：原作"蒲芦"，据《圣惠方》卷三十三本方改。

苦寒，治烦为臣，为烦为热所产也；石蜜甘平温，安五脏为佐，为其解毒除邪也；大黄苦寒，性走不守，泻诸实热为使，为攻其积，不令其重叠不解也。

东垣龙胆饮子　治疳①眼流脓，生疳翳，湿热为病。

黄芩炒　青蛤粉　草龙胆酒拌，炒焦　羌活各三钱　升麻二钱　麻黄一钱半　蛇蜕　谷精草　川郁金　炙甘草各半钱

上为细末，食后，茶调服二钱。

能远视不能近视

地芝丸　亦能治脉风成疠。

生地黄焙　天门冬去心。各四两　枳壳炒　甘菊花去蒂。各二两

上为细末，炼蜜丸如桐子大。每服一百丸，茶清送下。

能近视不能远视

定志丸

远志去苗、心　菖蒲各二两　人参　白茯苓去皮，各一两

为细末，炼蜜丸，以朱砂为衣。每服十丸，加至二十丸，米饮下，食后。

---

① 疳：原作"肝"，据《兰室秘藏》卷上龙胆饮子方改。

目闭不开

助阳活血汤 _{见目痛}见目痛

目为物所伤

除风益损汤

熟地黄　当归　白芍药　川芎各一钱　藁本　前胡

防风各七分

作一服，水二盏，煎一盏，去滓，大热服。

上方以熟地黄补肾水为君，黑睛为肾之子，此虚则补其母也；以当归补血，为目为血所养，今伤则血病，白芍药补血又补气，为血病气亦病也，为臣；川芎治血虚头痛，藁本通血去头风为佐；前胡、防风通疗风邪，俾不凝留为使。兼治亡血过多之病。伤于眉骨者，病自目系而下，以其手少阴有隙也，加黄连疗之；伤于頔①者，病自抵过而上，伤于耳者，病自锐眦而入，以其手太阳有隙也，加柴胡疗之；伤于额交颠、耳上角及脑者，病自内眦而出，以其足太阳有隙也，加苍术疗之；伤于耳后、耳角、耳前者，病自客主人斜下，伤于颊者，病自锐眦而入，以其足少阳有隙也，加龙胆草疗之；伤于额角及巅者，病自目系而下，以其足厥阴有隙也，加五味子疗之；

---

① 頔（zhuō 倬）：眼眶下的骨。

凡伤甚者，从权倍加大黄，泻其败血；眵多泪多，羞涩赤肿者，加黄芩疗之。

加减地黄丸 治目为物伤。

生地黄酒蒸 熟地黄各半斤 牛膝 当归各三两 枳壳二两 杏仁去皮 羌活 防风各一两，一本各等分

为细末，炼蜜丸如桐子大。每服三十丸，空心食前温酒送下，淡盐汤亦可。

上方以地黄补肾水真阴为君，夫肾水不足者，相火必盛，故生熟地黄退相火也；牛膝逐败血，当归益新血为臣；麸炒枳壳和胃气，谓胃为多血生血之所，是补其原，杏仁润燥，谓血少生燥，为佐；羌活、防风俱升发清利，大除风邪为使①。七情五贼，饥饱劳役之病睛痛者，与当归养荣汤兼服。伤寒愈后之病，及血少、血虚、血亡之病，俱互服也。

补肝丸 补肾丸 石决明丸 皂角丸 生熟地黄丸 俱见内外障

加味四物汤 治打损眼目。

当归 川芎 白芍药 熟地黄 防风 荆芥各等分

上㕮咀为散，每服三钱，水一盏半，煎至一盏，再入生地黄汁少许，去滓温服，再以生地黄一两，杏仁二十粒去皮尖，研细，用绵子裹药敷在眼上，令干。再将瘦猪肉薄

---

① 使：原脱，据《审视瑶函》卷二加减地黄丸方补。

切，粘于眼上，再服局方黑神散。

局方黑神散

蒲黄　熟地黄　肉桂　当归　赤芍药　白姜　甘草各
等分

上为末，童子小便、生地黄汁相和，调服。

内消散　治伤损眼。

羌活　独活　苏木　红内消①　当归　川芎　大黄
钓钩藤　白芷　红花　桃仁　甘草节　赤芍药　生地黄
瓜蒌根　紫金皮②　金锁匙③　血竭草

上水煎，食后服。次用生地黄一两，杏仁五十枚，捣烂
贴眼上，复以精猪肉贴之。

又方

羌活　独活　红内消　苏木　赤芍药　钩藤　白芷各
五钱　甘草节三钱　地榆　瓜蒌根各四钱

上咬咀，每服三钱，白水煎，食后服。

经效散　治撞刺生翳。

大黄　当归　芍药各半两　粉草　连翘各二钱半　北柴
胡一两　犀角一钱

上水煎，食后服。

---

①　红内消：即何首乌。《本草纲目·草部·草之七·何首乌》："宋
《开宝》。…主治瘰疬，消痈肿，疗头面风疮，治五痔，止心痛，益血气，黑
髭发，悦颜色……"
②　紫金皮　《本草纲目》未查见，疑为地区民间草药。
③　金锁匙　《本草纲目》未查见，疑为地区民间草药。

一绿散 治打扑伤损眼胞，赤肿疼痛。

芙蓉叶　生地黄各等分

上捣烂，敷眼胞上。或为末，以鸡子清调匀敷。

治目被物刺损有翳

生地黄　生薄荷　生巨叶①　生土当归　朴硝

上不拘多少，研烂，贴太阳二穴。

伤寒愈后之病

人参补阳汤　治伤寒余邪不散，上走空窍，其病隐涩赤胀，生翳羞明，头脑骨痛。

羌活　独活各六分　白芍药　生地黄　泽泻各三分　人参　白术　茯苓　黄芪　炙甘草　当归　熟地黄酒洗，焙。各四分　柴胡　防风各五分

作一服，水二盏，煎至一盏，去楂热服。

上方分利阴阳，升降上下之药也。羌活、独活为君者，导阳之升也；茯苓、泽泻为臣者，导阴之降也；人参、白术大补脾胃，内盛则邪自不容；黄芪、防风大实皮毛，外密则邪自不入，为之佐也；当归、熟地黄俱生血，谓目得血而能视，生地黄补肾水，谓神水属肾，白芍药理气，柴胡行经，甘草和百药，为之使也。

羌活胜风汤见外障

---

① 生巨叶　《本草纲目》未查见，疑为地区民间草药。

加减地黄丸见前

搐鼻碧云散见目赤

前胡犀角汤 治伤寒两目昏暗，或生浮翳。

前胡去芦　犀角屑　蔓荆子　青葙子　防风去叉　栀子仁　麦门冬去心　生地黄焙　菊花　羌活去芦　决明子微炒　车前子微炒　细辛　甘草炙 各一两　黄芪一两半

上剉，每服五钱，水一盏半，煎至八分，去滓，食后温服。

茺蔚子丸 治时气后目暗，及有翳膜。

茺蔚子　泽泻各一两半　枸杞子　青葙子　枳壳去瓤，麸炒　生地黄焙。各一两　石决明　麦门冬去心，焙　细辛去苗叶　车前子各二两　黄连去须，三两

上为细末，炼蜜丸如梧子大。每服三十丸，食后，浆水送下。

泻肝散 治天行后赤眼外障。

知母　黄芩　桔梗各一两半　茺蔚子　大黄　玄参　羌活　细辛各一两

上剉，每服五钱，水一盏半，煎至五分，去滓，食后温服。

痘疹余毒

羚羊角散 治小儿癍疹后，余毒不解，上攻眼目，生翳羞明，眵泪俱多，红赤肿闭。

羚羊角镑　黄芩　黄芪　草决明　车前子　升麻　防
风　大黄　芒硝各等分

作一服。水一盏，煎半盏，去滓，稍热服。

上方以羚羊角主明目为君；升麻补足太阴，以实内逐
其毒也，黄芪补手太阴，以实外御其邪也，为臣；防风升
清阳，车前子泻浊阴为佐；草决明疗赤痛泪出，黄芩、大
黄、芒硝用以攻其锢热为使。然大黄、芒硝乃大苦寒之
药，智者当量其虚实以为加减。未满二十一日而目疾作
者，消毒化瘢汤主之。

消毒化瘢汤　治小儿瘢疹未满二十一日而目疾作者，
余治同上。

羌活　升麻　防风　麻黄各五分　黄连　当归　酒黄
柏　连翘各三分　藁本　酒黄芩　生地黄　苍术泔浸，炒
川芎　柴胡各二分　细辛　白术　生芩　陈皮　生甘草
苏木　葛根各一分　吴茱萸　红花各半分

作一服。水二盏，煎至一盏，去滓，稍热服。

上方功非独能于目，盖专于瘢者而置也。今以治瘢之
剂治目者，以其毒尚炽盛，又傍害于目也。夫瘢疹之发，
初则膀胱壬水克小肠丙火，羌活、藁本乃治足太阳之药，
次则肾经癸水又克心火，细辛主少阴之药，故为君；终则
二火炽盛，反制寒水，故用黄芩、黄连、黄柏以疗二火，

酒制者，反治也，生地黄益肾①水，故为臣；麻黄、防风、川芎升发阳气，祛诸风邪，葛根、柴胡解利邪毒，升麻散诸郁结，白术、苍术除湿和胃，生甘草大退诸热，故为佐；气不得上下，吴茱萸、陈皮通之，血不得流行，苏木、红花顺之，当归愈恶疮，连翘除客热，故为使。此方君臣佐使，逆从反正，用药治法具备，通造化，明药性者，能知也。如未见癍疹之前，小儿耳尖冷，呵欠，睡中惊，嚏喷眼涩，知其必出癍者，急以此药投之，甚者则稀，稀者立已，已后无二出之患。

决明散 治小儿痘疹入眼。

决明子 赤芍药 炙甘草各二钱五分 天花粉五钱

上为末，麝香少许和剂，三岁半钱，米泔调，食后服。

密蒙散 治小儿痘疹，并诸毒入眼。

密蒙花二钱半 青葙子 决明子 车前子各五分

上为末，羊肝一片，切开作三片，掺药，合作一片，湿纸裹，于灰火中煨熟，空心食之。

蛇皮散 治小儿痘疮，入眼成翳。

蛇皮炙黄 天花粉各等分

上为末，三岁一钱。掺入羊肝内，米泔水煮食之。又方，蝉蜕为末，羊肝汤调下。

---

① 肾：原作"寒"，据《原机启微》卷下消毒化癍汤方改。

蝉蜕散 治小儿痘疮入眼，半年已里者，一月取效。

猪悬蹄甲二两，烧存性，为末 蝉蜕一两，为末 羯羊肝焙干，末，二钱半

上药，三岁一钱，猪肝汤调下，食后，一日四服。一年外难治。

浮萍散 治豌豆疮入眼疼痛，恐伤目。

上以浮萍草阴干为末，三岁一钱，羊肝一片，盏内杖子刺碎，入沸汤半盏①，绞汁，调下。食后。三两服立效。

泻青丸见头痛

退翳散 治目内翳障，或疮疹后余毒不散。

真蛤粉另研 谷精草生研为末 各一两

上研匀，每服二钱。用猪肝三指大一片，批开，掺药在上，卷定，再用麻线扎之，浓米泔一碗煮，肝熟为度。取出放冷，食后、临睡细嚼，却用元煮米泔送下。忌一切毒物。如斋素，只用白柿同煎前药，令干，去药，食白柿。孙盈仲云，凡痘疮，不可食鸡、鸭子，必生翳膜。钱季华之女年数岁，疮疹后，两眼皆生翳，只服此药，各退白膜三重，瞳子方了然也。

谷精散 治瘢疮翳膜眼。

谷精草 猪蹄蜕炒 绿豆皮 蝉蜕各等分

上为末，每服三钱，食后，米泔调下。

---

① 盏：原作"钱"，据《普济方》卷四百四引浮萍散方改。

神功散 治证同上。

蛤粉 谷精草各一两 绿豆皮 羌活 蝉蜕各五钱

上为末，每服三钱。用猪肝一具，入药末，线缝，煮汁同服。

通神散 治癍疮入目，内生翳障。

白菊花 绿豆皮 谷精草各等分

上为末，每服一钱，干柿一个，米泔一盏同煎，候水干吃柿，不拘时，吃三五七次，七日得效，远者不过半月。

鳝血方 治痘疮入眼，生翳膜。

鳝鱼系其尾，倒垂之。从项下割破些少，取生血点之于翳上，白鳝鱼尤佳。若翳已凝，即用南硼砂末，以灯心蘸点翳上。仍用威灵仙、仙灵脾洗、晒等分，为末，每一钱，米泔水调服。

通治目疾诸方

蝉花无比散《和剂》 治大人小儿远年近日一切风眼、气眼攻注，眼目昏暗，睑生风粟，或痛或痒，渐生翳膜遮睛，视物不明。及久患偏正头风，牵搐两眼，渐渐细小，连眶赤烂。小儿疮疹入眼，白膜遮睛，赤涩隐痛。常服驱风、退翳、明目。

蛇蜕微炙，一两 蝉蜕去头、足、翅，二两 羌活 当归洗，焙 石决明用盐，入东流水煮一伏时，漉出，捣如粉 川芎各

三两　防风去叉　茯苓去皮　甘草各四两，炙　赤芍药十三两　蒺藜炒，去刺，半斤　苍术浸，去皮，炒，十五两

上为末，每服三钱，食后米泔调服，茶清亦得。忌食发风毒等物。

还睛丸《和剂》　治男妇风毒上攻，眼目赤肿，怕日羞明，多饶眵泪，隐涩难开，眶痒赤痛，睑眦红烂，瘀肉侵睛。或患暴赤眼，睛痛不可忍者，并服立效。又治偏正头痛，一切头风，头目眩晕。

白术生用　菟丝子酒浸，另研　青葙子去土　防风去芦　甘草炙　羌活去苗　白蒺藜炒，去尖　密蒙花　木贼去节。各等分

为细末，炼蜜丸如弹子大。每服一丸，细嚼，白汤下，空心食前，日三。

七宝散　治风眼，除瘀热。

当归　芍药　黄连　铜绿各二钱，细研　杏仁七粒，去皮　白矾　甘草各一钱

上㕮咀，以水同放磁盏内，于锅中炖煎至八分，去滓澄清，临卧洗之。

拨云散　治男妇风毒上攻，眼目昏暗，翳膜遮障，羞明热泪，隐涩难开，眶痒赤痛，睑眦红烂，瘀肉侵睛。

羌活　防风　柴胡　甘草炒。各一两

上为细末，每服二钱，水一盏半煎至七分，食后薄荷、茶清调服，菊花汤调亦可。忌腌藏鱼鲊、盐酱湿面、

炙煿发风等毒物。

蝉壳散 治眼目风肿及生翳膜等疾。

蝉壳 地骨皮 黄连宣州者，去须 牡丹皮去木 白术 苍术米泔浸，切、焙 菊花各一两 龙胆草半两 甜瓜子半升

上为细末，每服一钱，荆芥煎汤调下，食后、临卧各一服。大治时疾后余毒上攻眼目，甚效。忌热面、炒豆、醋、酱等。

局方密蒙花散 治风气攻注，两眼昏暗，眵泪羞明，并暴赤肿。

羌活 白蒺藜炒 木贼 密蒙花 石决明各一两 菊花二两

上为末，每服二钱，食后，茶清调下。

三因羌活散 治风毒气①上攻，眼目昏涩，翳膜生疮。及偏正头风，目生②黑花累累者。

羌活 川芎 天麻 旋覆花 青皮 南星炮 藁本各一两

上为末，每服二钱，水煎，入姜三片，薄荷七叶。

本事方羊肝丸

菟丝子 车前子 麦门冬 决明子 茯苓 五味子 枸杞子 茺蔚子 苦葶苈 蕤仁 地肤子 泽泻 防风 黄芩 杏仁炒 细辛 桂心 青葙子各一两 白羯羊肝用子

---

① 气：原脱，据《三因方》卷十六羌活散方补。
② 生：原作“小”，据《三因方》卷十六羌活散方改。

肝一片，薄切，新瓦上炒干　熟地黄一两半

上为细末，炼蜜为丸，如梧子大。每服三四十丸，温汤下，日三。

地黄散　治心肝壅热，目赤肿痛，赤筋白膜遮睛，散在四边易治，若遽遮黑睛，多致失明。及治疹痘入目者。

生地黄　熟地黄　当归　大黄各七钱半　谷精草　蒺藜　木通　黄连　防风　生犀角　木贼　玄参　羌活　蝉蜕　粉草各半两

上为末，每服半钱，煮猪、羊肝汁，食后调服。

补肝散　治三十年失明。

上用七月七日收蒺藜子，阴干捣末，食后水服方寸匕。

治积年失明方

上以决明子杵为末，食后，以粥饮服方寸匕。

外　治

阳丹　治诸般外障，赤脉贯睛，怕日羞明，沙涩难开，胞弦赤烂，星翳覆瞳。

黄连　黄柏各一两　大黄　黄芩　防风　龙胆草各五钱　当归　连翘　羌活　栀子　白菊花　生地黄　赤芍药　苦参各三钱　苍术　麻黄　川芎　白芷　细辛　千里光　脑荷　荆芥　木贼各一钱半

一方，加鸡柏树根，不拘多少。此药树生，梗有小刺，叶如石榴叶，根色如黄芩。单用，亦可点洗。

上药以井水洗净、剉碎，以井水浸于铜器内，春三、夏二、秋四、冬五日晒，常将手挪出药味，晒出药力，熟绢滤净，留清汁一碗以飞药，留浊汁三碗以淬药，却用熔铜锅子一个，装打碎甘石一斤在内，新瓦盖上，松炭固济，烧令透极红色，钳出少时，淬入药汁内，煅淬三次，就将留下清汁飞，细碾①，令千万余下，澄清去浊晒干，再碾令无声为度，细绢重罗过，磁器收贮听用。

炉甘石一钱　麝香三厘　片脑一分

上为细末，次入片脑碾嫩，熟绢罗过，磁器收贮，点眼。如有翳膜，配合阴丹、一九、二八、三七、四六等丹。

阴丹　治翳膜遮睛，血灌瞳人，拳毛努肉，烂弦风眼，诸般眼疾，大效如神。

炉甘石一两　铜青一钱九分　硇砂六分二厘半　没药二分　青盐三分七厘半　乳香三分七厘半　熊胆一分二厘半　密陀僧二分半

以上八味，用黄连五钱，龙胆草二钱半，煎汁滤净，将前药和一处入汁，碾细嫩晒干，再碾极细用之。

白丁香　海螵蛸　白矾生　轻粉各一分七厘半　硼砂二

---

① 碾：原作"碼"，据集成本改。以下"碼"，径改为碾。

分半　雄黄　牙硝　黄丹　血竭　朱砂各一分二厘半　铅白霜①　粉霜②　鹰条　胆矾各七厘半

一方，有黄连六分二厘，胡连、脑荷、细辛、姜粉、草乌各一分二厘半。按以上六味，并无去翳之功，不用更妙，恐有碍眼作痛害眼之祸也。一方，有石蟹③、贝齿、玄明粉、真珠、琥珀各二分。按以上五味，或多或少，皆可增入，以有磨翳消膜之功，不可缺也。上各另制细末，依方秤合和匀，碾令无声，至千万余下，磁器收贮听用。如有翳膜，配合阳丹、一九、二八、三七、四六等丹点眼，大效如神。

一九丹　阴一分　阳九分　硼九厘　矾生，五厘

二八丹　阴二分　阳八分　硼八厘　矾生，四厘

三七丹　阴三分　阳七分　硼七厘　矾生，三厘

四六丹　阴四分　阳六分　硼六厘　矾生，二厘

阴阳丹　阴五分　阳五分　硼五厘　矾生，一厘

清凉丹　阳一钱　硼一分　矾生，一厘

以上六丹，俱用麝香三厘，片脑一分，研匀点眼。

日精丹　治一切火热赤眼，烂弦风等证。夫日者，阳

---

① 铅白霜：即铅霜。《本草纲目·金石部·金石之一·铅霜》："《日华》。……铅霜乃铅汞之气交感英华所结，道家谓之神符白雪，其坠痰去热，定惊止泻，盖有奇效，但非久服常用之物尔。病在上焦者，宜此清镇。"

② 粉霜：为轻粉的精制品。

③ 石蟹：蟹类动物化石。《本草纲目·石部·金石之四·石蟹》："宋《开宝》。……主治青盲目淫，肤翳疔翳，漆疮……"

也，阳主轻清，故其丹轻也。专治一切眼目稍轻者，用此丹也。

黄连二两　黄柏三两　龙胆草　防风　大黄　赤芍药黄芩　当归　栀子各五钱　白菊花　脑荷各二钱

又方，可加鸡柏树根，不拘多少为妙。

上浸药水煅淬炉甘石，收贮诸法，悉同阳丹。

炉甘石一两　朱砂　硼砂各二钱　麝香三分　白矾生一分

上为极细末，每末一钱，加片脑一分，研细罗过，点眼。如有翳膜，配和月华丹对匀点之。

月华丹　治诸般翳膜努肉等证。夫月者，阴也，阴主重浊，故其丹重也。专治一切眼目稍重者，用此丹。

炉甘石一两　朱砂　硼砂各二钱　白丁香　真珠　珊瑚琥珀　水晶　码硇①　石蟹　贝齿　硇砂各二分　乳香　没药　轻粉　青盐　玄明粉　胆矾　海螵蛸　蚺蛇胆②　黄丹　山猪胆　白矾生　雄黄　熊胆　牛黄各一分　麝香三分

上二十七味，各另修制净，秤合和匀，碾令千万余下，磁器收贮。如临用时，每末一钱，加梅花片脑一分，研匀罗过，点眼。如翳膜重厚者，加硇砂少许，如翳膜薄轻者，对和日精丹。

---

① 码硇：即玛瑙。《本草纲目·金石部·金石之二·马脑》："宋《嘉》。……主目生障翳，为末日点。"

② 蚺蛇胆：《本草纲目·鳞部·鳞之二·蚺蛇》："《别录》下品。……蚺裹己土之气，其胆受甲乙风木，故其味苦中有甘。所主皆厥阴、太阴之病，能明目凉血，除疳杀虫。"

光明丹 治一切眼目翳膜努肉，烂弦赤眼，眵瞁紧涩，羞明恶日。以下诸方，甘石俱制过者。

炉甘石三钱　朱砂　硇砂各一钱　麝香一分　片脑三分

上各另制细末，秤合和匀，碾令千万余下，罗过点眼。如翳膜，加石蟹、真珠各三分，硇砂、白丁香、熊胆、牛黄、琥珀、贝齿各一分，研细和匀点眼。要红，加朱砂一钱。

白龙丹 治一切火热眼，及翳膜努肉。

炉甘石一钱　玄明粉五分　硼砂三分　片脑一分

上研细末点眼。

炉甘石散 治一切外障，白睛伤破，烂弦风眼。疗湿热，平风烂，住痛明目，去翳退赤除风，大效。

炉甘石一钱　片脑一分　黄连二分半

上制甘石二两，以黄柏一两，黄连五钱，煎浓汁滤净，投入甘石内晒干，以汁投晒尽为度，依方秤合和匀，研为细末，乳汁和，调匀，用鸭毛刷烂处。又方以覆盆子根皮，即甜勾根，洗净砍烂，取汁和乳汁调，刷烂处，大效。

紫金锭子 治一切眼疾，不分远年近日，诸般翳膜，血灌瞳仁，努肉攀睛，拳毛倒睫，积年赤瞎，暴发赤肿，白睛肿胀，沙涩难开，眵瞁紧涩，怕日羞明，眵多瞙①泪，

---

① 瞙（miè 蔑）：眼眶红肿。

烂弦风痒，视物昏花，迎烟泪出，目中溜火，诸般目疾。

炉甘石　黄丹各半斤　黄连另研　朱砂各一两　当归
硼砂各半两　海螵蛸　白丁香　白矾生　硇砂　轻粉　贝齿
真珠　石蟹　熊胆　乳香　没药　麝香各一钱二分半　片脑
二钱，其片脑久留，恐去气味，宜临用时加入

上除脑、麝外，余各另制为末，秤合和匀，入黄连
水，碾至千万余下，日干，次入麝香，研细罗过，又次入
片脑，再研复罗，入后膏搜和作锭子，阴干。

黄连一斤　当归　生地黄各四两　防风　黄柏　龙胆草
各二两　蕤仁半两　诃子八枚　冬蜜八两，另熬，酥干为度　鹅
梨八枚，取汁　猪胰子四枚，以稻草挪洗去膏膜，干净无油为度，
再用布包捣烂入药

上将黄连等八味洗净判碎，以水浸于铜器内，春五、
夏三、秋四、冬七，滤去滓，以滓复添水熬三次，取尽药
力，以密绢绵纸重滤过，澄去砂土，慢火煎熬，槐、柳枝
各四十九条互换，一顺搅，不住手，搅尽枝条，如饴糖相
类，入蜜和匀，磁器盛放汤瓶口上，重汤蒸炖成膏，复滤
净，滴入水中，沉下成珠可丸为度，待数日出火毒，再熔
化，入末和匀杵捣，为丸锭，阴干，金银箔为衣。每以少
许，新汲水浸化开，鸭毛蘸点眼大眦内。又可以热水泡化
洗眼，药水冷又暖洗，日洗五七次，日点十余次，大效。

熊胆膏锭　治风热上攻，眼目昏花，眵多瞹泪，眊矂
紧涩，痒极难忍，努肉攀睛，沙涩难开，翳膜覆瞳，目眶

岁久赤烂，俗呼为赤瞎是也。当以棱针刺目眶外，以泻湿热。如倒睫拳毛，乃内睑眼皮紧，当攀出内睑向外，以棱针刺出血，以泻伏火，使眼皮缓，则毛立出，翳膜亦退。一切目疾，悉皆治之。

炉甘石六两　黄丹三两　黄连一两　当归　朱砂　硼砂各二钱　白丁香　海螵蛸　白矾生　轻粉各一钱　乳香　没药　熊胆　麝香各五分　片脑一钱，临时加入

上除脑、麝，余各另制细末，秤合和匀，入黄连末、当归末，水调匀，绵绢滤净，去滓，入末，碾至千万余下，晒干，入麝香，碾极嫩罗过，次入片脑，碾匀复罗，却入后膏成剂。

黄连半斤　龙胆草　防风　当归　生地黄各二两　诃子八枚，去核研末　蕤仁二钱半　鹅梨四个，取汁　猪胰子二个，同前制，入　冬蜜二两，同前制炼

上黄连下九味，洗净剉碎，以井水浸于铜器内或磁器内，春五、夏二、秋三、冬七日，滤去滓，以滓复煎三四次，取尽药力，以熟密绢开绵纸在上，滤过澄清去砂土，慢火煎熬，槐、桑、柳枝各四十九条，长一尺，搅不住手，互换搅尽枝条，待如饴糖相类，入蜜和匀，磁碗盛放汤瓶口上，蒸炖成膏，复滤净，滴入水中，沉下成珠可丸为度，待数日出火毒，再熔化，入末和匀，杵为丸锭，阴干，金银箔为衣。每以少许，井水化开，鸭毛蘸点眼，又以热汤泡化洗眼。

开明膏　治眼目昏花，视物不明，或生云翳白膜，内外障眼，风赤冷泪，一切眼疾。

黄丹二两　青盐五钱　海螵蛸飞　朱砂　硼砂各一钱半　诃子二枚，去核，研末　冬蜜四两，熬一大沸，去沫，取净者　槐柳枝各四十九条

上将蜜炼沸滤过，磁器盛放汤瓶口上，入甘石、黄丹、诃子蒸熬紫色，重汤炖成膏，槐、柳枝一顺搅不住手，互换搅令条尽，滴水中不散为度，再又滤净，入后膏和剂。

黄连研末，二两，罗过细　槐柳枝各五钱

上入水二大碗，熬一碗，滤去滓，以净汁再熬，稀稠得所，入蜜药和匀，磁器盛顿汤瓶口上，重汤成膏，放在地上数日出火毒，次入前药末，搅匀点眼。昔人曾以此药救人，大效。

消翳复明膏　治眼目昏花，翳膜遮睛，内外障眼，一切眼疾。

黄丹一两　青盐二钱半　海螵蛸　真珠各七分半　熊胆　麝香各二分　片脑五分，临时加入　诃子二枚，去核，研末　槐柳枝各四十九条　冬蜜熬一沸，去白沫滤净，四两

上将蜜和黄丹炼至紫色，旋下余药，熬至滴水沉下成珠为度，除脑、麝成膏后入。

黄连二两半　防风　当归　龙胆草　生地黄各五钱　木贼　白菊花各二钱半　蕤仁一钱　杏仁五分

上如前煎熬成膏，入蜜和匀，磁碗盛放汤瓶口上，蒸炖成膏，滤净，入脑、麝，和匀点眼，又以热汤泡化洗眼。

炉甘石膏 治眼目昏花，视物不明。

炉甘石 代赭石 黄丹各一两 冬蜜八两 诃子二枚，取末 槐柳枝各四十九条

上为细末，入黄连水，再碾至千万余下，却以蜜炼去白沫，入末同熬成膏，柳条搅不住手，滤净，入后膏子和剂。

再以黄连研末一两，入水于铜锅煎熬成膏，滤去滓，取净入前蜜药，磁碗盛放汤瓶口上，蒸炖成膏，槐、柳枝一顺搅不住手，互换枝条搅尽，滤净，出火毒，点眼，又以热汤泡化洗眼。

夜光膏 治赤眼翳膜昏花，余证同上。

黄丹四两 炉甘石二两 青盐六钱 鹅梨十枚，取汁 冬蜜一斤，炼一沸

上将丹、石碾细末，以青盐另碾末，却将鹅梨汁和蜜熬稀稠，入甘石、黄丹炼紫色，次入青盐熬匀，槐、柳枝搅不住手，入后膏和剂。

黄连八两 当归二两 诃子四枚，去核，研末 猪胰子二个，如前搓洗

上各洗净碎剉，水浸三五宿，滤去滓，以滓复煎，取尽药力，以熟绢绵纸滤净，澄去沙土，慢火煎熬，以槐、

柳枝各四十九条，一顺搅不住手，待如饴糖相类，滤净，入前蜜药，磁器盛放汤瓶口上，重汤炖成膏，候出火毒。每以少许点眼大眦，以热汤泡化洗眼。凡修合眼药，宜腊月妙，正月、十一月次之，余月不宜。

黄连膏　治目中赤脉如火，溜热炙人，余同上。

黄连八两　片脑一钱

上以黄连去芦，刮去黑皮，洗净剉碎，以水三大碗，贮冷铜锅内煎，或以磁器内煎，用文武火熬减大半碗，滤去渣，以渣复煎，滤净澄清，入薄磁器盛，放汤瓶口上，重汤蒸炖成膏，熬熔再复滤净，待数日出火毒。临时旋加片脑，以一钱为率，用则酌量加之，以少许点眼大眦内。又方，加熊胆、蚺蛇胆各少许，更妙。

又方

黄连八两　杏仁　菊花　栀子　黄芩　黄柏　龙胆草
防风　当归　赤芍药　生地黄各一两

上以水煎浓汁，去滓再煎，滤净，碗盛放汤瓶口上，重汤蒸炖成膏，滴入水中可丸为度。以阳丹收为丸。临用加片脑少许研和，以井水化开，鸭毛蘸点眼。

又方

黄连　鸡柏根①各多用　地薄荷　田茶菊　嫩柏叶②

---

①　鸡柏根：《本草纲目》未查见，疑为民间地区草药。
②　柏叶：疑指嫩乌柏叶。《本草纲目·木部·木之二·乌木》："《纲目》。……白，治食牛马六畜肉、生疗肿欲死者，捣自然汁一二碗顿服，得大利，去毒即愈，未利再服。"

苦花子　苦参根　地胡椒　七层楼　地芫荽　千里光即黄
蛇草。各等分

上以水煎，去滓滤净复煎，候汁如稀饴样，入冬蜜相
停，即以碗盛放汤瓶口上，重汤蒸炖成膏，入阳丹一两和
匀，更入朱砂、硼砂各一钱，片脑、麝香各一分，为妙。

日精月华光明膏

治翳膜努肉，诸般眼疾，大效。

炉甘石　黄丹各八两　绿豆粉炒黑，四两　黄连一两　当
归　朱砂　硼砂　玄明粉　决明粉各二钱　轻粉　白矾生
白丁香　海螵蛸　自然铜　硇砂各一钱　熊胆　乳香　没
药　鹰条　雄黄　青盐　胆矾　铜青　牙硝　山猪胆各二
分半　麝香五分　片脑一钱　樟脑半钱　又方，有贝子煅、
贝齿、石燕、石蟹、水晶、真珠、玛瑙、琥珀、珊瑚各一
钱，若加此九味，要去绿豆粉不用，有豆粉，即半真
半伪。

上各另制细末，依方秤合和匀，碾至千万余下，熟绢
罗过，入后膏子成剂。

鸡柏根一斤　黄连半斤　龙胆草　黄柏　生地黄　苦参
各二两　大黄　黄芩　栀子　赤芍药　防风　菊花　玄参
当归各一两　羌活　木贼　蒺藜　连翘　蔓荆子　细辛
川芎　白芷各五钱　夜明砂　蛇蜕　蝉蜕各二钱半

又方，福建地有后十一味草药在内，用之效速，他处
无此草药，不用亦效。

苦花子①　地薄荷　地西瓜②　田茶菊　七层楼　千里光　铁梗子　地园荽　地胡椒　蛇不见③　水杨梅根皮以上各生采，各④一握，捣烂另煎，取浓汁入前药，同煎成膏　冬蜜半斤

上各洗净判碎，入井水于铜器内浸三宿，慢火煎熬浓汁，滤去滓，以滓再煎再滤，慢火煎熬，槐、柳、桑枝搅，熬如饴糖，入蜜和匀，更入羖羊胆、雄猪胆各二枚和匀，磁碗炖，放汤瓶口上，蒸成膏，复滤净，滴沉水中成珠可丸为度，待数日出火毒，再熔化，入诸药末和匀，杵为丸锭，阴干，用金银箔为衣。每以少许，井水化开，鸭毛蘸点眼，又以热汤泡化洗眼，大有神效。

碧玉散　治眼睛肿胀，红赤昏暗，羞明怕日，隐涩难开，疼痛风痒，头重鼻塞，脑鼻痠疼，翳膜努肉，眵泪稠粘，拳毛倒睫，一切眼证。

踯躅花　脑荷　羌活　川芎　细辛　防风　荆芥　蔓荆子　白芷各一钱　风化硝　石膏煅　青黛　黄连各三钱　鹅不食草三两

上为细末，吹鼻中，一日吹二次。

乳香散　治内外障眼，攀睛瘀肉，倒睫拳毛，翳膜遮睛，一切目疾。

防风　荆芥　川芎　白芷　细辛　藁本　羌活　白菊

---

① 苦花子　《本草纲目》未查见，疑为地区民间草药。
② 地西瓜　《本草纲目》未查见，疑为民间地区草药。
③ 蛇不见　《本草纲目》未查见，疑为民间地区草药。
④ 各：原作"名"，据修敬堂本改。

花　石菖蒲　天麻　蔓荆子　瓜蒂　赤小豆　汉防己　菟

丝子　谷精草　自然铜制　郁金　当归　石膏煅　乳香

没药　雄黄　蛇蜕炒焦　蝉蜕炒焦　穿山甲烧　鸡子蜕①烧

薄荷各五分　麝香　片脑各半分

上为细末，每用少许，吹鼻中。

吹云膏　治视物睛困无力，隐涩难开，睡觉多睑，目中泪下及迎风寒泣下②，羞明怕日，常欲闭目，喜在暗室，塞其户牖，翳膜遮睛，此药多点，神效。

黄连三钱　蕤仁　升麻各三分　青皮　连翘　防风各四分　生地黄一钱半　细辛一分　柴胡五分　当归身　生甘草各六分　荆芥穗一钱，取浓汁

上剉，除连翘外，用净水二碗先熬诸药，去半碗，入连翘，熬至一大盏，去滓，入银盏内，文武火熬至滴入水成珠，加熟蜜少许，熬匀点之。

金露膏　除昏退翳，截赤定疼。

蕤仁槌碎　黄丹各一两　黄连半两　蜜六两

上先将黄丹炒令紫色，入蜜搅匀，下长流水四升，以嫩柳枝五七茎③，把定搅之，次下蕤仁，候滚十数沸，又下黄连，用柳枝不住手搅，熬至升七八合，笊篱④内倾药

---

①　鸡子蜕：即鸡子壳，孵出鸡雏的蛋壳。《本草纲目·禽部·禽之二·鸡》："俗名混沌池、凤凰蜕"。……研末，磨障翳（《月华》）。"

②　下：原脱，据《东垣试效方》卷五吹云膏方补。

③　茎：此下原衍"一"，据《卫生宝鉴》卷十金露膏方删。

④　笊（zhào 赵）篱：用竹篾编成的杓形用具。

在纸上，慢慢滴之，勿令尘污。如有瘀肉，加硇砂末一钱，上火上煨①开，入前膏子内用。

《龙木论》云：患伤寒热病后，切不可点，恐损眼也，斯言可以为药禁云。

宝鉴春雪膏② 治风热上攻眼目，昏暗痒痛，隐涩难开，多眵泪，羞明疼痛，或生翳膜。

黄连四两，剉，用童便二升浸一宿，去黄连，以汁淬甘石　南炉甘石十二两，煅，用黄连汁淬　硇砂一钱，细研，水调在盏内炖干为度　好黄丹六两，水飞　乳香　乌贼骨烧存性　当归各三钱　白丁香半钱　麝香　轻粉各少许

上各研另贮，先用好蜜一斤四两，炼去蜡，却下甘石末，不住手搅，次下丹，次下诸药末，不住手搅，至紫金色不粘手为度，搓作挺子。每用一粒，新水磨化，时时点之。忌酒、湿面、荞麦。

点眼金丝膏 治男妇目疾，远年近日，翳膜遮睛，拳毛倒睫，黑花烂弦，迎风冷泪及赤眼肿痛，努肉攀睛。

硇砂研　晋矾研　青盐研。各一钱　乳香好者，细研　片脑研。各二钱　当归剉，净洗　黄丹研。各半两　黄连一两

上用好蜜四两，除片脑外，和七味内，入青筀③竹筒内，油单纸裹筒口五七重，紧系定，入汤瓶中，文武火煮

---

① 煨：原作"慢"，据《卫生宝鉴》卷十金露膏方改。

② 春雪膏：《卫生宝鉴》卷十作"加味春雪膏"。

③ 筀（guì贵）：竹名。

一周时，取出劈破，新绵滤去药滓，方下片脑和匀，磁瓶收贮，再用油单纸五七重封系瓶口，埋露地内去火毒，候半月取出，每用粟米大点眼。

龙脑膏　治远年近日翳膜遮障，攀睛瘀血，连眶赤烂，视物昏暗，隐涩多泪，迎风难开。

炉甘石不以多少，拣粉红梅花色佳，用坩锅子盛煅七次，入黄连水淬七次　黄连不以多少，槌碎，水浸一宿去滓，将煅红炉甘石淬七次，同黄连水细研飞过，候澄下，去上面水，暴干，再用乳钵研极细，罗过用，三钱　龙胆草不以多少，洗净日干，不见火，研末，一钱　桑柴皮罗过，二钱　黄丹罗过，半钱

上同白蜜四两一处入在黑磁器内，文武火慢熬，以竹篦子搅如漆色不粘手为度，切勿犯生水。仍不用铁器熬药，药成，依旧以磁器盛炖。每用如皂子大，新冷水半盏化开，先三日不用，每日洗数次无妨。药盏须用纸盖，不可犯尘灰。截赤眼极效。

散血膏

治赤肿不能开，睛痛，热泪如雨。

紫金皮　白芷　大黄　姜黄　南星　大柏皮　赤小豆　寒水石

上为细末，生地黄汁调成膏，敷眼四围。

又方　用生田螺肉、生地黄同真黄土研烂，贴太阳穴。

又方　用黄丹、蜂蜜调，贴太阳穴，立效。

又方　用南星、地黄、赤小豆。

上研烂，贴太阳穴。

清凉膏

生南星　薄荷叶各半两　荆芥　百药煎①各三钱

上为末，井水调成膏。贴眼角上，自然清凉。

洗眼方　治昏膜，止疼去风。

秦皮　杏仁　黄连　甘草　防风　当归须各等分　滑石少许

上为末，水一盏，煎至半盏，去滓，时时带温洗。

又方

铜绿半斤　炉甘石一斤　黄连　黄芩　黄柏三味各等分

上将前二味同碾细末罗过，将后三味浓煎，调末为丸，临时用将冷水浸开洗之。

①　百药煎：为五倍子同茶叶等经发酵制成的块状物。《本草纲目·虫部·虫之一·五倍子》："《开宝》。……功与五倍子不异。但经酿造，其体轻虚，其性浮收，且味带余甘，治上焦心肺、咳嗽痰饮、热渴诸病，含噙尤为相宜。"

校注后记

　　《证治准绳》乃明代王肯堂在博览前朝医籍并结合自己临床经验基础上，历时 11 年编撰而成的一部医学丛书。该书刊于明万历三十年壬寅（1602），以阐述临床各科证治为主，内容广博宏丰，理法方药齐备，体例井然有序，有"医家圭臬"之称。其眼科内容主要分载于《杂病证治准绳·目》和《杂病证治类方·目》中，亦有少数内容散见于《幼科证治准绳》《伤寒证治准绳》中，在眼科病证方面积累了极其丰富的经验。系对晋唐以来具有代表性的眼科专著如《秘传眼科龙木论》《银海精微》《原机启微》等进行融汇吸收，加以补充整理而成。该书将眼科病证分为 41 类，统帅 178 证，可谓古代眼科病证数量之冠。每证之下先引《内经》《伤寒论》等经典为要，再选唐、宋、金、元、明历代各家之说为据，然后抒以己见，对各证症状做了准确细致的描述，同时注意病证的鉴别诊断，究明病因病机，提出治法方药，并清楚交代预后转归。书中发挥了五轮八廓学说，对眼部结构、功能和治疗提出了许多很有价值的新认识。治疗上以内治为主，但不排斥外治，每内外兼用，对手术适应证及手法也有严格规定。使用的方剂近 600 首，兼收博取，且多有创新。后世眼科文献，不仅《审视瑶函》与之关系密切，《张氏医通》的眼目部分同样以其为蓝本写成。时至今日，该书在病名诊断、理论阐发、病状描述、处方用药、手法宜忌等方面仍为中医眼科同道所遵循，对中医眼科的继承发扬起到了承前启后的作用。鉴于此，我们此次选择《证治准绳》中的眼科内容作为整理对象，考虑到原书的系统性和分类法，散见于《幼科证治准绳》《伤寒证治准绳》之中的少数眼病未予归入。在整理学习的过程中，初步领略了该书风貌，就其整理研究，举其要者，有以下几方面。

一、作者生平介绍

王肯堂（1549—1613），字宇泰，一字损仲，又字损庵，号念西居士，又号郁冈斋主，明代南直隶金坛（现江苏省金坛市）人。王氏出生于官宦世家，他自幼聪颖，好学不倦，尤其酷爱医学。明嘉靖四十五年丙寅（1566），其母患病，家中多方延请名医医治，然而"言人人殊"，诊断治法众说不一，立方遣药，"罕得要领"，服后乏效，王母终以不治而病故。他对此十分痛楚，于是"锐志学医"，不到弱冠之年医术已非常高明，且名气越来越大，以至于求诊者达到"户屦恒满"的地步。正因为医务繁忙，招致其父王樵反对，认为"妨废举业，常严戒之"，嘱其攻习儒、理之学，考取功名，于是肯堂乃辍医习儒而涉足仕途。

王氏 30 岁（万历七年，公元 1579 年）赴乡试中举，40 岁（万历十七年，公元 1589 年）中进士，后入明廷史馆，官庶吉士。43 岁（万历二十年，公元 1592 年）又以上卷三甲被授翰林院检讨，参与编修史书，接触到大量的宫廷库藏典籍。在参与校订史籍的过程中，他发现古籍散佚现象严重，很是痛惜，故在力所能及的范围内，拣选出他所钟爱的前朝医籍，加以整理刊刻。翰林院读书数载，他在研学、治医两方面收获颇丰。王氏选授检讨当年，日本"关白"（即丞相）丰臣秀吉领兵侵犯朝鲜，并扬言出兵中国。朝中主战和主和两派在万历帝面前纷纷进言，互相攻击，形成新一轮势力竞争。刚被授职的王肯堂在这一微妙时期，"疏陈十议，愿领御史衔，练兵海上，以振国威"，可惜受到当时因战争形势引发的派系纷争的牵连，他被视为言论浮躁，于是愤而称病，辞官归里从事医疗活动。万历三十四年丙午（1606），王樵生前旧知、吏部侍郎杨时乔荐补赋闲的王肯堂为南京行人司副。在此上任六年，他一面恪尽所司职守，一面继续他的医学著述，并次第刊行了几部医书。因他政绩较佳，明廷遂于万历四十年壬子（1612）转升他为福建布政使右参政，次年因患重病向朝廷乞休还乡，不久在故乡金坛与世长辞。

二、《证治准绳》的版本源流与版本系统

《证治准绳》印成面世后，受到当时医家的崇尚，历经辗转翻印，此次通过查阅《中国中医古籍总目》及实地考察，可确定现存基本完好的版本共计十三种，即明万历三十年壬寅（1602）初刻本、日本宽文十年庚戌（1670）

铜驼书林刻本、清康熙十四年己卯（1675）金坛虞氏刻本、清康熙三十八年己卯（1699）金坛虞氏修补刻本、清乾隆十四年己巳（1749）带月楼刻本、清乾隆五十八年癸丑（1793）金氏藏本（修敬堂）、清光绪十八年壬辰（1892）广州石经堂校本、清光绪十八年壬辰（1892）上海图书集成印书局铅印本、清光绪二十五年己亥（1899）西蜀善成堂刻本、清嘉兴九思堂刻本、清旧学山房刻本，以及1912、1914、1925、1928年上海鸿宝斋石印本，1935年上海扫叶山房石印本等。综合考虑以上版本的刊刻时间、质量等问题，最终确定底本为中国中医科学院图书馆藏明刻本，该本刊印于万历三十年，为存世众多版本中最早者，且保存较好，为善本图书，主校本选择清乾隆五十八年癸丑金氏藏本（修敬堂），为苏州程永培校勘本，基本校订了初刻本所存在的不少脱衍倒讹和误刻，参校本为清光绪十八年壬辰上海图书集成印书局铅印本，该版本对修敬堂本的少数差错进行了订正。并对上述十三种版本，做了版本系统的划分，除万历初刻本系统、修敬堂刻本系统和图书集成本系统外，另又有带月楼刻本系统、九思堂刻本系统和石印本系统，计六大系统。

1. 万历初刻本系统

以明万历初刻本为代表，还包括日本宽文刻本、清康熙金坛虞氏刻本、清康熙金坛虞氏修补刻本、清光绪西蜀善成堂刻本。

藏于中国中医科学院图书馆的万历三十年壬寅（1602）初刻本，由于该本正重新装裱，未见实体本，但得眼科部分扫描照片，内容完整。其图书馆医史文献研究所网站的检索信息记录为：半页板框为200mm×140mm，每半页9行，每行18字。左右双栏，版心单鱼尾，白口，上书口为篇名，中有书名"准绳"及册数，下书口标明页码，正文宋体字。全本保存较好，有零星版蚀现象，有目录，书中间有朱墨眉批。封面可见印章二枚，为"中医研究院图书馆藏"及"善甲"，目录页也有印章一枚，经辨认为"余云岫珍藏"。书首为王氏自叙，《杂病证治准绳·目》合计143页，《杂病证治类方·目》合计202页。惜书中并无其他信息提示刊刻年代及地点。

日本宽文十年庚戌（1670）铜驼书林刻本，为线装。藏于中国医学科学院图书馆。半页板框为210mm×140mm，每半页9行，每行18字。四周单边，无框栏，版心单鱼尾，白口，上书口为篇名，中有书名"准绳"及册数，下书口标明页码，正文宋体字，另有少数页下书口处可见"武进陈时泰书"字样。全本保存完好，有目录，书中间有黑色日文批注。书首为王序，《杂病证治准绳·目》合计143页，《杂病证治类方·目》合计202页。书中也无其他信息提示刊刻年代及地点。

清康熙十四年己卯（1675）金坛虞氏刻本，为线装。藏于安徽中医药大学图书馆。半页板框为207mm×136mm，每半页 9 行，每行 18 字，行宽 15mm。左右双边，乌丝栏，版心单鱼尾，白口，上书口为篇名，中有书名"准绳"、册数及病名，下为页码，正文宋体字。全本保存完好，有目录。书首为王氏自叙，《杂病证治准绳·目》合计 143 页，《杂病证治类方·目》合计 202 页。牌记刊刻时间为"康熙己卯新镌"，且有"王损庵先生原本""金坛虞氏藏板"字样。

清康熙三十八年己卯（1699）金坛虞氏修补刻本，为线装。藏于北京中医药大学图书馆。半页板框为 202mm × 140mm，每半页 9 行，每行 18 字，行宽 15mm。左右双边，乌丝栏，版心单鱼尾，白口，上书口为篇名，中有书名"准绳"、册数及病名，下为页码，正文宋体字。全本保存完好，有目录。书首为王氏自叙，《杂病证治准绳·目》合计 143 页，《杂病证治类方·目》合计 202 页。牌记有"重修证治准绳""医书六种""王宇泰先生重镌"及"虞衙藏版"字样，下方还有红色印章一枚"实价纹银六两"。惜未标明刊刻年代及地点。

清光绪二十五年己亥（1899）西蜀善成堂刻本，为线装。藏于天津中医药大学图书馆。半页板框为 198mm × 140mm，每半页 9 行，每行 18 字，行宽 15mm。四周单边，乌丝栏，版心单鱼尾，白口，上书口为书名，中有篇名，下为页码，并有"善成堂"三字，正文楷体字。全书保存完好，有目录，无序言。《杂病证治准绳·目》合计 143

页，《杂病证治类方·目》合计202页。牌记刊刻时间为
"光绪念五年重刊"，另有"金坛王肯堂先生著""西蜀善
成堂藏板"字样。

以上五种版本，经考证应为同一系统。理由有二：其
一，五书半页板框基本一致，且均为每半页9行，每行18
字，正文内容均一致，页数一致；其二，五书书口均显示
篇名、书名、册数及页码，版心单鱼尾，白口。区别在于
初刻本与金坛虞氏刻本、金坛虞氏修补刻本均为左右双
边，而日本刻本和善成堂刻本则为四周单边；字体上，则
前四种均为宋体，第五种则为楷体。

2. 修敬堂本系统

以清乾隆修敬堂刻本为代表，另有清光绪广州石经堂
校本和清旧学山房刻本。

清乾隆五十八年癸丑（1793）金氏刻本（修敬堂），
为线装。藏于南通大学医学院和中国中医科学院图书馆。
半页板框为162mm×107mm，每半页10行，每行20字，
行宽10.5mm。左右双边，乌丝栏，版心单鱼尾，白口，
上书口为篇名，中有书名"准绳"及册数，下有页码及
"修敬堂"三字，正文宋体字。全书保存完好，有目录，
书中间有朱墨眉批。该系统与明初刻本系统最大的区别在
于王氏自叙前加入了程永培序。《杂病证治准绳·目》合
计117页，《杂病证治类方·目》合计181页。

清光绪十八年壬辰（1892）广州石经堂校本，为线

装。藏于中国中医科学院图书馆。半页板框为 157mm ×
108mm，每半页 10 行，每行 20 字，行宽 10.5mm。左右双
边，乌丝栏，版心单鱼尾，白口，上书口为篇名，中有书
名"准绳"及册数，下有页码及"石经堂"三字，正文宋
体字。全书保存完好，有目录。该版在修敬堂本的基础
上，增加石经堂序及钦定四库全书总目子部医家类《证治
准绳》提要，顺序依次为石经堂序、王氏自叙、总目提
要、程永培序，首页有"中医研究院中医研究班图书室"
印章一个。全书保存完好，有目录。牌记刊刻时间为"光
绪十有八年夏六月广州石经堂重校"。《杂病证治准绳·
目》合计 117 页，《杂病证治类方·目》合计 181 页。

清旧学山房刻本，为线装。藏于中国中医科学院图书
馆。半页板框为 162mm × 107mm，每半页 10 行，每行 20
字，行宽 1mm。左右双边，乌丝栏，版心单鱼尾，白口，
上书口为书名"证治准绳"，中有篇名，下有页码，部分
还有"旧学山房"四字，部分有"尚有堂"三字，部分有
"修敬堂"三字，部分无字，正文宋体字。全书保存完好，
有目录，有王氏自序及程永培序。牌记有"旧学山房藏
板"及"王肯堂先生原本"字样。《杂病证治准绳·目》
合计 117 页，《杂病证治类方·目》合计 181 页。

以上三种版本应为同一系统。因三书半页板框长宽相
当，均为半页 10 行，每行 20 字，行宽 10.5mm，正文排
版、字体、内容、页数均一致。三书书口均显示篇名、书

名、册数及页码，版心单鱼尾，白口，均有王氏自序和程永培序。且均有王氏自叙，并有程永培后序。区别在于石经堂校本加入了石经堂序及钦定四库全书总目子部医家类的《证治准绳》提要。

3. 图书集成本系统

清光绪十八年壬辰（1892）上海图书集成印书局铅印本，该书单独为一系统。线装，藏于中国中医科学院图书馆。半页板框为 156mm×112mm，每半页 13 行，每行 40 字，行宽 8.5mm。四周单边，乌丝栏，版心对鱼尾，白口，上书口为书名"证治准绳"，中有卷数及篇名，下有页码，正文宋体字。全书保存完好，有目录。有石经堂序、王氏自叙、钦定四库全书总目子部医家类的《证治准绳》提要及程永培序，牌记为"光绪十有八年上海图书集成印书局印"，封面有"华北中医实验所图书室书字 25 号""中医研究院图书馆藏"及"王裕仁章"三枚印章。《杂病证治准绳·目》合计 47 页，《杂病证治类方·目》合计 83 页。

4. 带月楼刻本系统

清乾隆十四年己巳（1749）带月楼刻本，为线装。藏于内蒙古图书馆。该书单独为一系统。半页板框为 205mm×140mm，每半页 13 行，每行 26 字，行宽 11mm。四周单边，乌丝栏，版心单鱼尾，白口，上书口为书名"准绳"，后用小字注明篇名，中有卷数，下为页码，正文宋体字。全本保存完好，有目录。惜《杂病证治准绳》及《杂病证治类方》均无牌记，但《幼科证治准绳》《女科证治准绳》均有牌记"王损菴先生著""带月楼梓行"字样，有王氏自叙。《杂病证治准绳·目》合计70页，正文首页有"内蒙古图书馆藏书"及其对应的蒙文印章一个，《杂病证治类方·目》合计92页。

5. 九思堂刻本系统

清嘉兴九思堂刻本，单独为一系统。线装，藏于上海图书馆、国家图书馆及中国中医科学院图书馆。半页板框为205mm×140mm，每半页11行，每行24字。四周单边，无边栏，版心单鱼尾，白口，上书口为书名"杂症准绳"，中有卷数及篇名，下有页码，正文宋体字。全书保存完好，有目录。牌记有"金坛王宇泰先生原本"及"九思堂藏板"字样，惜未标明刊刻时间。有王氏自叙。《杂病证治准绳·目》合计88页，《杂病证治类方·目》合计122页。

6. 石印本系统

除以上列举的几个版本外，现存于世的还有1912、1914、1925、1928年上海鸿宝斋石印本及1935年上海扫叶山房石印本。

1912、1914、1925、1928年上海鸿宝斋石印本为线装，藏于中国中医科学院图书馆。半页板框为169mm×119mm，每半页18行，每行44字，行宽7mm。四周双边，乌丝栏，版心单鱼尾，白口，上书口为书名"六科准绳"，中有篇名，下有页码，正文楷体字。全书保存完好，有目录，封面有"中医研究院图书馆藏"印章一枚。有王氏自叙、石经堂序、程永培序、钦定四库全书总目子部医家类的《证治准绳》提要，牌记有"鸿宝斋书局印刷所英租界威海卫路发行所四马路东华里内"字样。《杂病证治准绳·目》合计31页，《杂病证治类方·目》合计51页。其印刷的底本应为广州石经堂刻本。

扫叶山房石印本为线装，藏于中国中医科学院图书馆。半页板框为161mm×122mm，每半页15行，每行30字，行宽7.5mm。四周双边，乌丝栏，版心单鱼尾，白口，上书口为书名"六科准绳"，中有卷数及篇名，下有页码及"扫叶山房发行"六字，正文宋体字。全书保存完好，有目录，封面有"中医研究院图书馆藏"印章。有王氏自叙、石经堂序、程永培序、钦定四库全书总目子部医家类的《证治准绳》提要，牌记标明刊刻时间为"民国二十四年九月出版"，并有"扫叶山房发行"及"总发行所上海北市棋盘街扫叶山房"字样。《杂病证治准绳·目》眼科部分合计53页，《杂病证治类方·目》合计91页。其印刷的底本应为广州石经堂刻本。

需要特别说明的是，《中国中医古籍总目》载河南省图书馆藏有清乾隆十四年己巳（1749）《证治准绳》带月楼刻本，经笔者实地考察，该馆既无《证治准绳》之目，亦无《证治准绳》之书，故此处特予以修正。

三、《证治准绳》眼科的学术价值

1. 病种齐全，多所创新

《证治准绳》将眼科病证分为 41 类，统帅 178 证，系对晋唐以来为数不多的眼科专著如《秘传眼科龙木论》《银海精微》《原机启微》等进行继承的基础上，经过融汇吸收，并新创扩充而成。分类方法包括症状分类、病位分类、病因分类及混合分类四种，如目痛、目赤、目肿胀、目痒属症状分类，外障、内障为病位分类，目为物所伤则为病因分类。每类之下，又根据临床表现及病因病理之不同，细分为若干证，如目肿胀包括肿胀如杯证、形如虾座证、状如鱼胞证、鹘眼凝睛证、珠突出眶证等，目妄见分为神光自见证、黑夜精明证、视正反邪证、视物颠倒证、视一为二证等。更有价值的是，书中较前代新补充了数十种重要眼病，如鱼子石榴、椒疮、粟疮、睑赤烂、赤痛如邪、白眼痛、目肿胀、目珠俱青、火疳、金疳、聚星障、凝脂翳、视瞻有色等，多为外障常见眼病。将今天用肉眼所能观察到的眼病，几乎全部囊括，后代的中医眼科文献，从总体而言似无书能够超越其上。

2. 五轮八廓，发挥阐扬

《证治准绳》对眼科五轮、八廓学说进行了发挥。关于五轮，现存医籍中以宋代《太平圣惠方》的记载为最早，主要是将五脏与眼的五个部位相联系，王肯堂则更多联系了眼各部分的功能和症状，使其内涵通过对临床病证的认识和治疗落到了实处。如风轮不仅对应黑睛，内应于肝，与东方、甲乙、寅卯、厥阴、风木、春季相联系，更重要的是"惟目能鉴，故属窍于肝也；此轮清脆，内包膏汁，有涵养瞳神之功……"对风轮黑睛的结构功能及其与瞳神的关系进行论述，还进一步结合其色泽变化分析病因病理，指出"青莹者顺"，"黄浊者，乃湿热之害"。又如血轮，将大小眦分属于心与心包络，指出其色泽以"红活为顺"，心为君火，心包络为相火，故"大眦赤者，实火也"，"小眦赤者，虚火也"。还有其他部分对各轮之间的关系也有涉及，如阐发白睛与黑睛之间的关系，"火克金，金在木外故气轮先赤，金克木而后病及风轮也"，而风轮与瞳神的关系则是"风轮有损，瞳神不久留矣"。

八廓，则是对五轮的补充，以期更全面地将眼科各部与脏腑进行联系。关于其眼部部位与脏腑分属及临床意义等，各书记载差异很大。如元代危亦林《世医得效方》将八廓在眼中划分出一定的部位，配属于相应的脏腑，并以八卦中天、水、山、雷、风、火、地、泽为八廓命名。《银海精微》则大体沿用《世医得效方》命名与脏腑方位配属，并有初步运用的例证："天廓属大肠，传送，肺金，乾卦。火廓属心，抱阳，命门经，离卦。地廓属脾胃，水谷之海，坤卦。水廓属肾经，会阴，坎卦。山廓属胆经，清净，艮卦。风廓属肝经，养化，巽卦。雷廓属心，小肠经，关泉，震卦。泽廓属膀胱经，津液，兑卦。"王氏则对八廓概念首次进行阐释："八廓应乎八卦，脉络经纬于脑，贯通脏腑，达血气往来以滋于目。廓如城廓，然各有行路往来，而匡廓卫御之意也。"第一次将过去八廓与五轮重叠的配位法改为八方配位法，将其作为一种眼表不同方位的概念，还对八廓的含义、命名原由进行了说明，如"乾居西北，络通大肠之腑，脏属肺，肺与大肠相为阴阳，上运清纯，下输糟粕，为传送之官，故曰传导廓……坤位西南，络通胃之腑，脏属于脾，脾胃相为脏腑，主纳水谷以养生，故曰水谷廓。"是以经络学说为基础，将八廓与八卦、八方、脏腑相联系。

3. 结构功能，创立新说

除五轮八廓外，《证治准绳》还进一步对眼球壁和眼内容物分别进行论述："大概目圆而长，外有坚壳数重，中有清脆，内包黑稠神膏一函，膏外则白稠神水，水以滋膏，水外则皆血，血以滋水，膏中一点黑莹是也。胆所聚之精华，唯此一点，烛照鉴视，空阔无穷者，是曰水轮。内应于肾，北方壬癸亥子水也。"对视功能及内眼结构在原来瞳神的概念基础上有了更为全面深入的认识。王氏第一次提出"神膏（玻璃体）""神水（房水）""神光（视功能）""真血""真气""真精"的概念。其中"神膏者，目内包涵膏液，如破则黑稠水出是也；此膏由胆中渗润精汁积而成者，能涵养瞳神，衰则有损"。对其形态、颜色、形成、功能都有清楚的描述。对"神水"肉眼可见的形态及其生成、功能也有细致描述："神水者，由三焦而发源，先天真一之气所化，在目之内，虽不可见，然使触物损破，则见黑膏之外有似稠痰者是也。"他又指出："神光者，谓目自见之精华也。夫神光发于心原于胆，火之用事。"神光属阳，系由心而发，又有赖于胆火之助；"真血者，即肝中升运滋目经络之血也"，真血属阴，由肝血升运而来；"真气者，盖目之经络中往来生用之气，乃先天真一发生之元阳也，大宜和畅，少有郁滞，诸病生焉"，真气宜和宜畅，既符合气本身的生理功能特点，又为后文治疗眼病运用疏郁行滞之法埋下了伏笔；"真精者，乃先后天元气所化精汁，起于肾，施于胆，而后及瞳神也"，对真精的产生，以及与元气、肾、胆、瞳神的联系进行了说明。以上内容系统讨论了"神膏""神水""神光""真血""真气""真精"的产生和功能特点，以及与脏腑、瞳神的关系，其意义在于在原有的眼与脏腑关系的认识上更进了一步，提出了诸多新的结构概念，从而使中医学有关眼的结构和功能的内涵更为丰富。

4. 叙证详确，认识科学

《证治准绳》对眼科病证的叙述，包括病名定义、临床表现、鉴别诊断、病因病机、预后转归等均较此前眼科文献更为详尽准确，尤其以对症状的描写更为突出。如首次记载"云雾移睛（即玻璃体混浊）"，描述其症状是："谓人自见目外有如蝇蛇旗旆，蛱蝶绦环等状之物，色或青黑粉白微黄者，在眼外空中飞扬缭乱，仰视则上，俯视则下也。"对病情的记述既生动又形象，与现代临床的认识并无二致。又如首次记载"视赤如白"证，"或观太阳如冰轮，或睹灯光反粉色，或视粉墙如红如碧，或看黄纸似绿似蓝等类"。对色觉异常的症状描述有如亲身经历，较英国道尔顿报道色盲大约早 200 年。在谈及"蟹睛证（即虹膜脱出）"时，谓"真睛膏损，凝脂翳破坏风轮，神膏陡出黑颗，小如蟹睛，大如黑豆，甚则损及瞳神，内视瞳神亦如杏仁枣核状者"。对该病证的主要原因和主症描述非常清楚，对虹膜脱出引起瞳孔改变导致的梨形瞳孔，记载得也很细致准确。

书中还特别注意病证的鉴别诊断，如在"暴风客热"中云："非天行赤热、尔我感染之比，又非寒热似疟，目痛则病发，病发则目痛之比，乃素养不清，躁急劳苦、客感风热，卒然而发也。虽有肿胀，乃风热夹攻，火在血分之故。治亦易退，非若肿胀如杯等证、久积退赤之比。"不足 100 字的内容，既描述了"暴风客热"本身的发病特点，又与"天行赤热""肿胀如杯"等证的发病进行了比较。又如对"涌波翳"和"黄膜上冲"进行鉴别诊断，指出"涌波翳"为"障从轮外自下而上……非黄膜上冲从内向上之急甚可比"。一为轮外，一为轮内，抓住本质，准确无误。

5. 博采古今，参以己见

《证治准绳》全书具有"采取古今方论，参以鄙见"的特点，眼科部分也不例外。如眼科理论，开篇先引《内经》原文，论述眼的阴阳大略及眼之各部与五脏六腑的关系，指出"此则眼具五脏六腑也，后世五轮八廓之说，盖本诸此"；在脏腑主目论述中，融合《内经》及东垣之说，阐述眼与肝、心、脾在生理病理上的密切联系，明确眼病治疗当以调理脾胃及养血安神为本；其后又全文引录子和"目疾"说全文并加按，主张据病之虚实新久施以补泻。在讨论具体病种时，更是大量引录前贤论述，其中既有《内经》《甲乙经》《外台秘要》《原机启微》《眼科龙木论》诸书的有关论点，又有李东垣、张子和、王好古、朱丹溪、楼全善、倪仲贤、戴复庵等医家的见解。这些论述多置于篇首及各分类标题下，不少地方先以《内经》论述开篇，如目赤、外障、目昏花、目泪不止、目疮疡、目妄见、目直视、目上视等病证下，几乎将《内经》所涉眼科病证内容全部收罗，且每处常录有多条，如目赤下三段九条，目昏花下两处八条，目泪下三段；其次有关楼全善、倪仲贤、李东垣等医家的论述也被大量征引，如在"外障"篇中，除《内经》原文外，又引楼全善、李东垣、倪仲贤等的论述及验案，再抒以己见，使其内容更加丰富充实。此外，还涉猎了其他书籍如《云麓漫抄》中有关"视正反邪"、《道山清话》中"光华晕大"、《梦溪笔谈》中"视直如曲"等眼病的记载。

6. 整体调治，法方俱全

通过书中大量采录《内经》理论及东垣、子和、丹溪等医家的论述，不难看出，王氏对眼病更加注重从整体辨证施治。如他在开篇即引录东垣："脾虚则五脏之精气皆失所司，不能归明于目矣。心者君火也，主人之神宜静而安，相火代行其令，相火者包络也，主百脉皆荣于目……凡医者，不理脾胃及养血安神，治标不治本，不明正理也。"将调理脾胃、养血安神视作眼病治疗的关键环节。他又承子和之说，强调眼病产生与气血郁滞的关系，主张治疗给予疏郁行滞，突破了眼病治疗倾向于滋补肝肾的常规方法，是对眼病治疗新思路的开拓。另除药物疗法外，又重视手术治疗，开导、钩割针烙均有运用，如在《开导说》中，列出迎香、内眦、上星、耳际、左右太阳穴六个开导穴位；在《开内障图》内，列出了圆翳内障等数种能与不能针拨的病证，对进针深浅、用力大小、针拨方位等均有详细交代。

至于眼科方药，因遵从全书体例全部放入《杂病证治类方·目》中，用方约600首，计6万余字，部分源于《太平惠民和剂局方》《圣济总录》《保命集》《兰室秘藏》等综合性医著，部分出自《秘传眼科龙木论》《原机启微》

这类眼科专著，还有部分属王氏自创，可谓兼收博取，颇具规模。凡引用前人方剂，方名之后均附以方源，并详述组成、用法、功效、主治、方解及运用，反映出作者严谨客观的治学态度。《杂病证治准绳·目》与《杂病证治类方·目》两部相合，形成了较为完整的理法方药体系，为古代眼科文献的巅峰之作。

总 书 目

I

本　草

淑景堂改订注释寒热温平药性赋　　临症经验方

临证综合